新 基礎臨床技能シリーズ

診療録の記載とプレゼンテーションのコツ

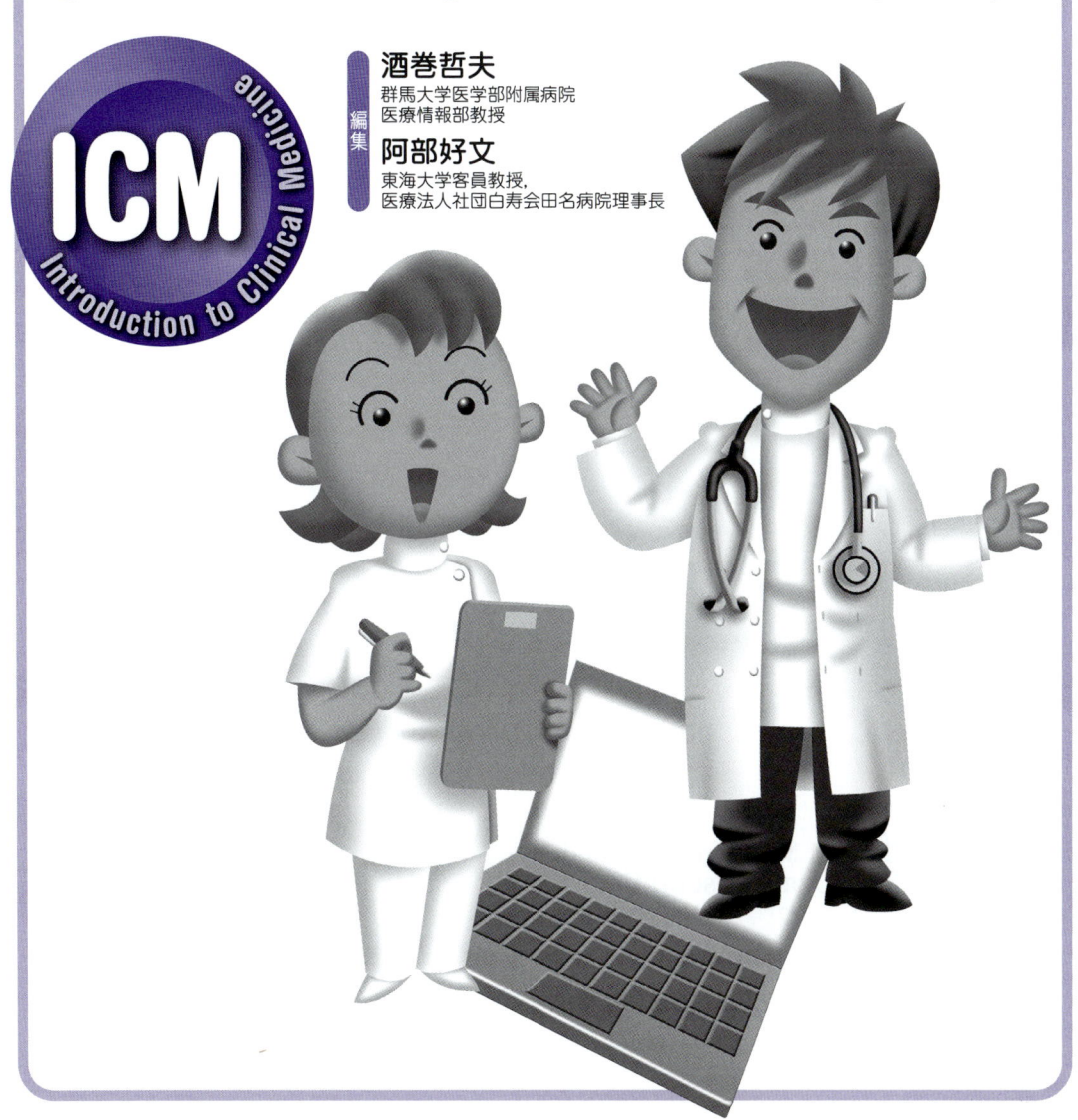

編集
酒巻哲夫
群馬大学医学部附属病院
医療情報部教授

阿部好文
東海大学客員教授,
医療法人社団白寿会田名病院理事長

ICM
Introduction to Clinical Medicine

MEDICAL VIEW

本書では，厳密な指示・副作用・投薬スケジュール等について記載されていますが，これらは変更される可能性があります。本書で言及されている薬品については，製品に添付されている製造者による情報を十分にご参照ください。

Introduction to Clinical Medicine, Updated
Write-Up and The Oral Presentation
(ISBN978-4-7583-0077-3 C3347)

Editors: Tetsuo Sakamaki
　　　　 Yoshifumi Abe

2009. 3 .10　1st ed

©MEDICAL VIEW, 2009
Printed and Bound in Japan

Medical View Co., Ltd.
2-30 Ichigayahonmuracho, Shinjyukuku, Tokyo, 162-0845, Japan
E-mail　ed@medicalview.co.jp

新シリーズ刊行にあたり

　ここ10年で医学部の教育形態は大きく変化しています。従来は講義室での座学が中心で，高学年になって外来や病棟に行き臨床の現場に入ることはあっても医師の医行為を見学することが主であり，自分でなにかしなくてはいけないということはありませんでした。したがって疾患のことが書いてある教科書を読んで，多少の基礎知識を持ったうえで診療を見学し，後で見てきた疾患に関してもう一度教科書を読み直すといった勉強法で知識を得ることができました。

　しかし，このような教育は「こども教育」のためのものであり，医師のような専門職の教育には向かないといわれています。そこで最近では「成人学習理論」に基づいたプロフェッショナルを育てる教育が導入されています。それが診療参加型臨床教育です。この場合，学生さんは外来や病棟あるいは手術室において医療チームの一員として一定の役割を果たすことによって，実践的に医療を学ぶことが求められています。クリニカル・クラークシップとよばれるものがその典型で，学生さんは一人で患者さんのお話を聞き，身体診察まで行ったうえで，臨床推論によって可能性のある疾患を考えて指導医にプレゼンテーションしなくてはなりません。したがって医療面接，身体診察，プレゼンテーションといった臨床技能を事前に身につけていることが必要で，いくら教科書を読んで頭の中に疾患の知識を持っていても診療に参加することはできません。

　そこで欧米では臨床実習を開始する前にICM（Introduction to Clinical Medicine）というカリキュラムを組んで，学生同士や模擬患者さんを相手に十分に面接や診察の練習をおこない，侵襲的な手技に関してはシミュレーターを使って訓練したうえで，診療に参加しています。日本にはこの教室から臨床の現場への橋渡しをするための本がなかったので5年ほど前に，『基礎臨床技能シリーズ』を刊行しました。

　しかし，医療の現場は刻々と変化し，患者さん中心，エビデンス重視になっています。診療技能にも新しい進歩が加わっており，臨床実習で要求される学生さんの能力も以前よりも高いレベルのものとなっています。そこでこれらの新しい進歩を組み込んで『新 基礎臨床技能シリーズ』を刊行することにしました。

　なお，本シリーズも医学生を対象にしてはいますが，医行為の基礎をきちんと学ぶことは，臨床の現場で働くあらゆる医療職にとっても大切なことですので，ぜひ多くの方に読んでいただきたいと思っています。最後に本シリーズの目的をご理解いただき，忙しいなか執筆にあたられた先生方と，わかりやすい本に仕上げていただいたメジカルビュー社編集部の石田奈緒美氏と小松朋寛氏にお礼を申し上げます。

　　2009年2月　　相模川のほとりにて

　　　　　　　　　　　　　　　　　　　　　　編集者を代表して　　阿部好文

序　文

　臨床実習では，患者さんを診察して所見を診療録に記入し，要点を指導医にプレゼンテーションすることが課題です。ところが，4年生までに疾患の知識を十分習得したはずなのに，臨床実習ではうまくいかないと悩む学生がたくさんいます。本や講義で得た知識は，ある平均的なモデルであって，その羅列的な知識のみで多様な病態を示す患者さんの一人一人を個別に理解することはできません。初めの一カ月間くらいは五里霧中の状態で，うまくいかないのも止むを得ないかもしれません。患者さんの多様性に直接触れて，経験を通して自らの知識を応用範囲の広いものにつくり変えていくのが臨床実習の一つの目的でもあるからです。そして数カ月後には，ばらばらであった知識が整理され，成長した自分を実感することになるでしょう。

　さて，この成長の速度を決定付ける要因は三つあります。

　一つは積極的態度です。問診や身体所見に疑問があれば何度も患者さんにお願いして診察をすること，関連する疾患についていくつもの教科書にあたり，それでも不明なことがあれば指導医に聞くという積極性が大切です。

　二つ目は，診療録を丁寧に記載することです。

　診療録には定まった形式があります。この形式に従って記載していくと，たとえ初心者であっても，患者さんの状態やおかれた立場を漏れなく汲みとり，問題点を整理し，問題解決に向かうことができます。つまり，診療録記載の要領を早く身につけてしまうことが，臨床実習を実りあるものにする最も早い近道なのです。

　三つ目はプレゼンテーションをうまくやることです。

　指導教官はプレゼンテーションを聞いた瞬間に「ああこの学生はよくできるな」，「いや，まったくわかっていないな」とわかります。このことは臨床研修医を指導するときにも同じで，下手なプレゼンテーションに出会うと質問すらできなくなってしまうのです。

　このとき診療録が要領よく丁寧に書かれていることは必須の要件で，記録無しで良いプレゼンテーションにつながることはありません。しかし，診療録を書いて読み上げるだけではプレゼンテーションはうまくいきません。限られた時間の中に全てを凝縮させる技術が必要になります。

まず，「表現するもの」と「省くもの」が適切でないと短時間で終わりません。細かすぎて相手が理解するのをあきらめてしまうこともあれば，大切なことが省かれて全体像が誤まって理解されてしまうこともあります。場面に応じた話し速度，相手の理解を確かめる感受性，プレゼンテーション内容の微調整など高度な技術は，実際に何度も行って始めて身につくものです。そういう意味で，プレゼンテーションには積極的な取り組みと隠れた練習が必要です。

　現代はチーム医療が基本です。チームは常に情報を共有する必要に迫られています。電子カルテが多くの病院で使われ，急速に広まっているのも情報共有を重視していることの表れです。どの職種にもわかりやすい，共通の用語で書かれた診療録がますます求められることになります。しかし一方では，電子化された情報の危険性，患者さんのナイーブな情報が外部に漏洩して人権が侵害されるという危険性についても正しく理解しておかなければ，チームの一員としての資格がありません。個人情報保護は実習の基本的な約束事です。

　本書『新 基礎臨床技能シリーズ 診療録の記載とプレゼンテーションのコツ』は，「電子カルテ」と「個人情報保護」が臨床実習の中でも極めて重要な位置を占める時代となったことを受け止め，旧版にこの2点を新たに章立てしたことを特に強調したいと思います。

　本書に述べたことは，学生のみならず臨床研修医にとっても，そして若手の医師にとっても常に課題とされることであり，本書で述べた基本的な知識と技術を学び，身につけ，優れた臨床能力を持つ医師に育っていただけることを願います。

2009年2月

編者を代表して　酒巻哲夫

目　次

I　診療録とは　　　　　　　　　　　　　　　　　　　　　酒巻哲夫　11

■ 診療録は何のために書くのか …………………………………………… 12
　診療録の管理について …………………………………………………… 12
　　診療録の表紙作成は管理の第一歩　12／日々の診療と管理について
　　13／保管と貸し出しについて　14
　わかりやすく信頼性のある診療録，質の高い診療 ……………………… 15
　　記録の質について　15／診療録を書くことは診療のプロセスを助け，
　　質の高い診療につながる　17
　診療録はどのように活用されるか ………………………………………… 19
　　チーム医療　19／インフォームド・コンセントと診療録の開示　20
　　／臨床研究の資料としての診療録　21

■ 診療録には何を書くのか ………………………………………………… 24
　診療録表紙にある患者さんの基本情報 …………………………………… 24
　　患者さんを特定するための情報：氏名，性別，年齢，生年月日，住
　　所　24／連絡先を特定するための基本情報：自宅の電話番号，職場
　　の電話番号　24／保険診療に必要な情報：医療保険と公費負担　25
　　／傷病名：開始日，終了日と転帰　26
　診療の記録はどのようなものか …………………………………………… 26
　　記載されたことのみが患者さんに提供された医療と判断される　26
　書いてはならないことはあるか …………………………………………… 29

■ これからの診療録はどうなるか ………………………………………… 30
　診療録の変化の道程 ………………………………………………………… 30
　これから問題となること …………………………………………………… 31
　　カルテ開示に耐える記録　31／保存期間の延長と記録の内容　31／
　　記載者の変化　32

■ 電子カルテの使い方，書き方 …………………………………………… 34
　急速に普及する電子カルテ ………………………………………………… 34
　ログインとログアウト，利用の基本 ……………………………………… 34
　記事の登録，訂正と真正性 ………………………………………………… 35
　電子カルテの範囲，医師法24条（記載の義務，保存の義務） ………… 36
　日々記録は簡略でも，折々にしっかりした要約（サマリー）を ……… 38
　データに対する注意義務 …………………………………………………… 38
　チーム医療としての意識 …………………………………………………… 39
　不要不急の患者情報へのアクセスは禁止 ………………………………… 39
　患者情報の個人的保有についての問題 …………………………………… 40
　コンピュータ・ウイルスに対する注意義務 ……………………………… 40
　外来での診療態度 …………………………………………………………… 41

■ 診療録と法律 ……………………………………………………………… 42
　なぜ診療録を書かなければならないのか ………………………………… 42
　医師の義務と診療録 ………………………………………………………… 43

守秘義務と診療録開示 …………………… 44
　　　証拠保全 ………………………………… 44
■ **診療録と情報開示**………………………………… 46
　　　診療録の開示とは ……………………… 46
　　　診療録開示の手順 ……………………… 46
　　　開示の申請者について ………………… 48
　　　開示において注意すべきこと ………… 49
　　　開示請求を受け付けることについての広報 … 49
　　　診療録記載についての教育 …………… 49
　　　レセプトの開示とは …………………… 49
　　　インフォームド・コンセントとの関係 … 50
　　　診療録を共有しながらの医療 ………… 50
■ **この章のまとめ**…………………………………… 51

II 個人情報保護法を知る
阿部好文　53

■ **個人情報保護法とは**……………………………… 54
　　　個人情報保護法ができるまで ………… 54
　　　個人情報保護法制の全体像 …………… 55
　　　個人情報の定義 ………………………… 56
　　　個人情報取扱事業者とは ……………… 56
　　　個人情報とプライバシーの関係 ……… 57
■ **個人情報保護法と医療機関のとるべき対応**…… 58
　　　個人情報保護法の適用範囲 …………… 58
　　　　　事業者の範囲　58／事業者の義務事項と努力事項　58
　　　医療機関が実施すべきこと …………… 59
■ **個人情報保護法と診療録記載・プレゼンテーション**…… 60
　　　診療録のあつかい ……………………… 60
　　　プレゼンテーションでの注意点 ……… 60
　　　症例を学会で発表するとき …………… 61
　　　患者・利用者の個人情報を研究に利用する場合 …… 61
■ **この章のまとめ**…………………………………… 62

III 診療録を記載する
坂本浩之助　63

■ **主訴を記載しよう**………………………………… 64
　　　主訴とは ………………………………… 64
　　　主訴を書こう …………………………… 64
■ **現病歴を記載しよう**……………………………… 66
　　　現病歴とは ……………………………… 66
　　　現病歴を書こう ………………………… 66
　　　実際にはどのように記載するのか …… 68
■ **既往歴を記載しよう**……………………………… 70
　　　既往歴を書こう ………………………… 70

- ■ 家族歴を記載しよう ……………………………………………… 74
    - 家族歴とは …………………………………………………… 74
    - 家系図を書こう ……………………………………………… 74
- ■ 社会歴を記載しよう ……………………………………………… 76
    - 社会歴を書こう ……………………………………………… 76
- ■ システムレビューを活用しよう ………………………………… 78
    - システムレビューとは ……………………………………… 78
    - システムレビューを行う …………………………………… 78
- ■ 身体所見を記載しよう …………………………………………… 80
    - 身体所見の記載とは ………………………………………… 80
    - 身体所見を記載しよう ……………………………………… 87
- ■ この章のまとめ …………………………………………………… 90

IV POMRを使いこなそう
阿部好文 93

- ■ POMRのどこが優れているのか ………………………………… 94
    - POMRの生い立ちと現状 …………………………………… 94
    - POMRの基本精神 …………………………………………… 94
    - 診断の過程を明確にするPOMR …………………………… 95
    - 医学生の教育に有効なPOMR ……………………………… 96
- ■ 問題（プロブレム）をたてよう ………………………………… 98
    - 何が問題（プロブレム）になるか ………………………… 99
    - １つの疾患の症状を複数の問題に分けることもある …… 100
    - プロブレム・リストができたらauditを受ける ………… 101
    - 問題の番号と日付のつけかたには決まりがある ………… 102
    - 問題は一度決めたらそれで終わり，ではない …………… 102
    - 既往歴が全部非活動性問題（inactive problem）ではない … 103
    - 一時的プロブレム・リストをうまく使おう ……………… 104
    - プロブレム・リストは毎日点検する ……………………… 105
- ■ 初期計画を書こう ………………………………………………… 106
- ■ 毎日の記録はSOAPで書こう …………………………………… 108
    - SOAP形式とは ……………………………………………… 108
    - プロブレム・リストに対応させて書く …………………… 108
    - SOAP形式を工夫する ……………………………………… 110
    - 経過一覧表 …………………………………………………… 110
- ■ 退院時要約はとても重要だ ……………………………………… 112
- ■ この章のまとめ …………………………………………………… 113

V 病名をつける
阿部好文 115

- ■ 病名をつける ……………………………………………………… 116
    - 病名とは ……………………………………………………… 116
    - 病名の記載 …………………………………………………… 117

病名の変更 ……………………………………………… 118
国際疾病分類（疾病および関連保健問題の国際統計分類）ICD ……… 119

VI 上手なプレゼンテーションを身につけよう　　阿部好文　123

■ なぜプレゼンテーションが大切なのか ……………………………………… 124
■ 症例検討会で用いる正式なプレゼンテーション（formal case presentation）の仕方 ……………… 126
主訴　127／現病歴　127／システムレビュー　128／既往歴・常用薬・アレルギー　128／家族歴　129／社会歴と嗜好　129／身体所見　129／検査所見　130／まとめと考察　130

■ チーム回診で使う短いプレゼンテーション ………………………………… 131
■ セミナーでのプレゼンテーション …………………………………………… 132
プレゼンテーションの準備 ……………………………………… 132
プレゼンテーションの全体像 …………………………………… 133
わかりやすいスライドの作成法 ………………………………… 134
プレゼンテーションの仕方 ……………………………………… 135
まとめ ……………………………………………………………… 137

■ トレーニング法 ………………………………………………………………… 138
■ プレゼンテーションべからず集 ……………………………………………… 139
早口にならないようにする ……………………………………… 139
単調にならないように，メリハリをつけて …………………… 139
発音は明瞭に ……………………………………………………… 140
途中で遮られることを恐れない ………………………………… 140
無意味に長いプレゼンテーションをしない …………………… 140
省略できるものまで言わない …………………………………… 141
明らかでないことはそのまま述べる …………………………… 141
プレゼンテーションの目的を忘れるな ………………………… 141

■ この章のまとめ ………………………………………………………………… 142

英文カルテで使用される略語 …………………………………… 144
索引 ………………………………………………………………… 148

本書では，本文の両サイドに本文に関連した事項を4つのパターンに分け，掲載しています。それぞれの目的に合わせてお読みください。

Advance　本文中の内容より一歩踏み込んだ事柄やさらに発展した事項を紹介します。
Basic　本文中に使われている用語の解説や知っておくべき基本的事項をあげています。
Tips　本文中に述べられている実技を行う際のコツやポイントを解説しています。
Try　本文に述べた内容を実践する際に行ってほしいことや関連した設問をあげています。

執筆者一覧

■ **編集**

酒巻哲夫
群馬大学医学部附属病院医療情報部 教授

阿部好文
東海大学 客員教授
医療法人社団白寿会田名病院 理事長

■ **執筆者**（掲載順）

酒巻哲夫
群馬大学医学部附属病院医療情報部 教授

阿部好文
東海大学 客員教授
医療法人社団白寿会田名病院 理事長

坂本浩之助
高崎健康福祉大学看護学部看護学科 学科長・教授

I

診療録とは

診療録は何のために書くのか

Be able to
- ■診療録は重要な書類である。厳しく管理されており，そのルールを守れるようになる。
- ■診療録は患者さんが受けた医療の「事実」を「伝える」記録であることを理解し，わかりやすい記録，信頼性のある記録が書けるようになる。
- ■診療録がどのような場面で活用されるかを知り，診療録を書くことの意味を理解できる。

　「診療録は何のために書くのか」に対する答えは，単に医師法第24条の**「診療録記載の義務」**に定められるからではありません。どのような診療録を書くかは，どのような診療をしたかと同質のものです。見た目にも美しく，読んでなるほどと思えるような診療録を書く医師は，診療の内容もまた素晴らしいこと疑いありません。必然的に，診療録の書き方を学ぶことは，診療そのもののやり方，考え方を学ぶことになります。

　医師法には，同時に**「診療録保存の義務」**を定めています。管理がずさんで，必要な診療録が素早く出てこなかったり，紛失したりするような医療機関では，質の高い医療が行われているとはいえません。

診療録の管理について

◎診療録の表紙作成は管理の第一歩◎

Basic
診療録は法に定められた公文書です。表紙の様式も定められています。

　患者さんが入院すると同時に診療録が作成されます。

① 1患者に1つの診療録番号が付けられます。
② 氏名，生年月日，住所，電話番号，保険の種類，入院診療科名，入院年月日，前回入院履歴などが医事課の入院担当者によって表紙に記録されます。
③ 患者さんの入院する病棟に届けられます。
④ 表紙の診断病名情報は医師が記載する義務を負います。

　これらの作成手順は病院ごとに少しずつ異なりますが，記録がどの患者さんのものであるか，どの入院についてのものであるか，どの診療科が責任をもって診療を行うのか，保険制度ではどのように扱われるのか，どのような疾患で診療を受けているのか，などが解るように表紙が作られます。実際の診療録の表紙を見て確かめましょう**[1]**。外来の診療録についても確かめましょう。

[1] 診療録の表紙

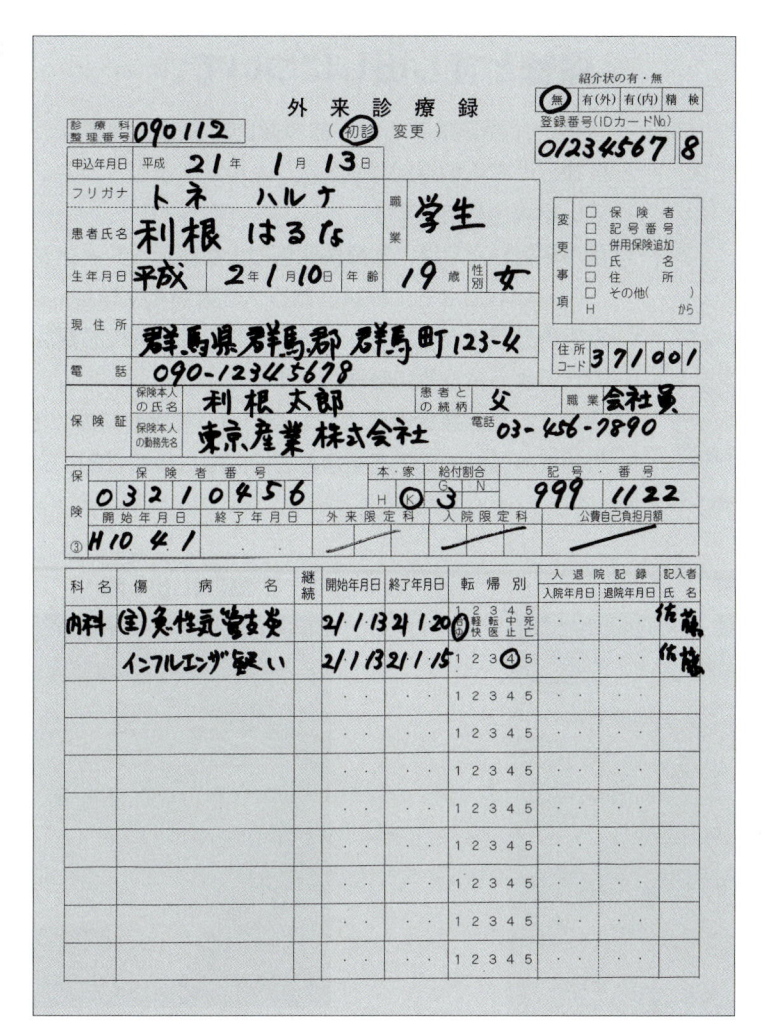

◎日々の診療と管理について◎

　病棟では，診療録の保管場所が定められています。医師が個人的に机や鞄の中にしまいこんではなりません。管理が悪いと，夜間の急変時に当直医が適切な判断ができなかったり，診療録が紛失したりします。

①医師は入院時に患者さんと診療録のマッチングを行い，診療内容を記録します。マッチングは記載に際して常に課されている義務です。
②日々の診療のつど，診療録を速やかに記載し，速やかに所定の場所に保管します。
③診療では，X線画像や検査結果レポート，看護記録，温度版など，さまざまな資料を用います。それらについても，利用したら速やかに所定の場所に保管します。

　テーブル上に雑然と資料や診療録が放置されているようでは，質の高い診療の行われている病棟とはいえません。

Tips
診療録や資料は常に所定の場所に保管します。

Try
表紙の記載事項をもとにマッチングをしましょう。

◎保管と貸し出しについて◎

Try
診療録管理の規約が病院で決められています。読んでみましょう。

①患者さんが退院すると，診療録は**診療録管理室**などで管理します[2]。診療録と共に看護記録やX線フィルムなどを1つのファイルにして管理している場合もあります。

Tips
ある医師のぼやき「Aさんが入院したので前回入院したときのカルテをみようと思ったらないではないか。前回の主治医はカルテを診療管理室に戻さなかったのか！」あってはならないことです。

②診療録管理室では，**診療情報管理士**が紹介状やインフォームド・コンセントの記録などともに保管されるべき書類を整理し，診療録の体裁を整え，疾患群分類などを加え，病院管理や臨床研究に必要なときにいつでも利用できるよう合理的に管理します。

③保管された診療録を医師や職員が借りる場合には，その理由，返還期限，借用する医師の氏名を帳簿などに記載します[3]。

[2] 診療録の管理棚

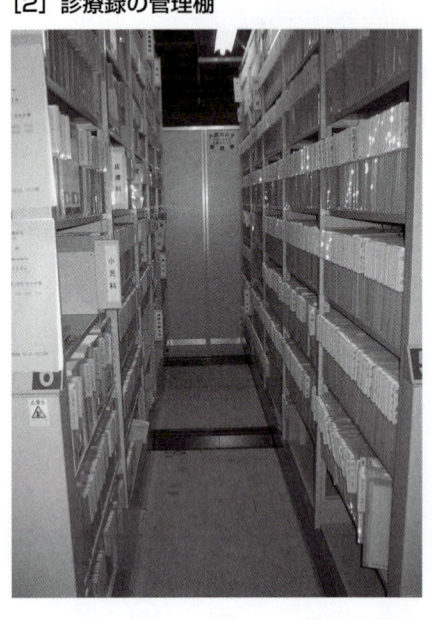

[3] 診療録貸し出し簿

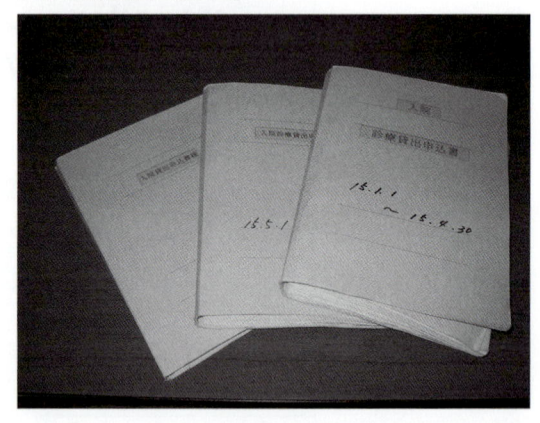

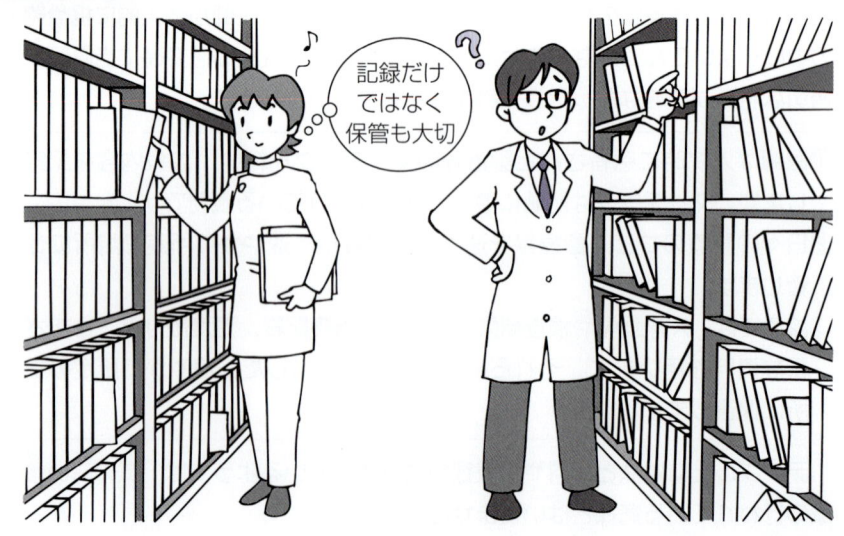

記録だけではなく保管も大切

わかりやすく信頼性のある診療録，質の高い診療

◎記録の質について◎

　診療録は患者個人が受けた医療の記録です。医師の個人的メモや備忘録ではありません。診療の合理的な継続，チーム医療の円滑な遂行，診療情報の開示と透明性・説明性の確保，また，臨床研究資料としての利用，医療機関の運営分析の資料などさまざまな目的があります。そのためには質の高い記録が必要です。

　ここでは，診療録の質を保証するルールについて考えます。キーワードは**「事実」**，**「伝える」**，**「信頼」**です。

①事実が過不足なく記載されていなければなりません。事実に反することや，憶測，根拠のない推測であってはなりません。医師の理解の範囲にこだわらず，事実を事実として真摯に受け止めるところから出発しなければ解決すべき問題はみえません。「専門外だからわからない。わからないから書かない」は許されません。

②記載内容が他の人に正しく伝わらなければ記録の意味をなしません。

> **Basic**
> 「記録」の辞書的意味は「事実を記し，後世に伝えるためのもの」です。

- 伝えるための最小限の記載ルール
    - 判読不能の書字ではならない **[4]**。
    - 英頭文字をつないだ略称・略号などを用いない。
    - 単語の羅列のみで，全体の意味が不明であってはならない。
    - 専門家のみがわかる外国語であってはならない。

[4] 読めない診療録

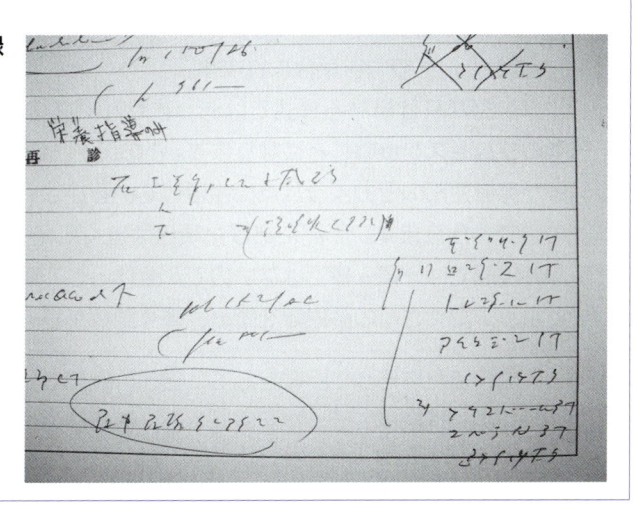

③事実を記載しても，信頼を得られなければ事実としての価値がなく，正しく伝わりません。

> ●信頼を得るための最小限の記載ルール
> ・事実の記載は，いつ（When），どこで（Where），だれが（Who），なにを（What），なぜ（Why），どのように（How）したかの**5W1H**を基本にする。
> ・診療日には記録が必ずある。
> ・看護記録や検査レポートなど他の記録と合理的な一致がある。診療は，看護記録や温度版，検査レポートなどを参照し，合理的な判断のもとで行うので，著しい食い違いが生じるはずがない。
> ・誤りを二重線などで判読可能なように消し，重要な事項については訂正の理由を併記する。訂正は同一日，同一医師によるものでなければならない。数日前の記載の誤りを見つけたら，見つけた日の記録に誤りの内容と理由を書く。なぜなら，既にチーム医療が進行して，その誤った情報で物事が進行している可能性があるからである。もちろん信頼を失うが改ざんとみなされるよりよい。
> ・むやみに空白の行を作らない（空白は改ざんの余地を残すものと疑われる）。
> ・記録医師の署名がある。
> ・POMR/SOAP（p.94，「Ⅳ．POMRを使いこなそう」の章を参照）など標準的記載様式を採用する。

④事実として伝えるべきものには，患者さんの状態，医師の判断，患者さんに提示した治療法と患者さんの選択や同意（インフォームド・コンセント），提供した医療内容が含まれます。

⑤POMR/SOAPは単なる様式ではありません。この様式に従うと**科学的思考のプロセス**を歩むことになります。このとき，記載の流れが大切です。医師が患者さんのどのような点に注目しているかは，取り上げた事実や記述の順でわかります。下記にあげた項目は旨く伝えるための記載法です。実際の場面では一律一様ではないので，全体として統一感のある記載ができるよう，たくさんの診療録を読み，書く訓練を積みましょう。

> ・時間の流れにそった記載をして，空白の時間を見逃さない。
> ・身体の生理機構にそった記載をして，あらゆる生理機構に注目する。
> ・疾患の徴候にそった記載をして，可能性のあるすべての徴候に注目する。
> ・患者さんの疾患解釈モデルを尊重し，問題の重大さにそった記載（POMRではプロブレム・リストとよぶ）をする。
> ・医師の考えの流れにそった記載をして，事実の重み付け，判断，根拠を漏らさない。
> ・診療科の診療形態にそった記載をして，専門分野が積み上げた歴史的合理性を取り入れる。

Tips
5W1Hは新聞で事実を伝えるときの原則です。これらが不明瞭な記事は信頼ある情報とはいえません。

Tips
誤った記録をもとに進行したチーム医療は直ちに修正するよう働きかけなければなりません。

Try
内科，外科，産科，眼科，耳鼻科などいろいろな診療科を読み比べ，診療科の特徴と記録の関係を考えましょう。

⑥診療録の質を保つためには，記載内容について指導医が**監査（audit）**することが大切です。指導医は，毎日の診療内容がプロブレム・リストに従い，誤りなく記載されているか確かめ，監査内容を診療録に残して署名します。

⑦主治医と指導医だけでは，ときに独善的な医療が行われてしまうこともあります。同僚や診療グループ全体で，医療の内容と診療録を批判・評価することを診療録の**ピア・レビュー**といいます。ピア・レビューはある程度の診療が進んで，ひとまとまりの記録について行うので，日々行う監査（audit）と意味が違います。ピア・レビューを行っていることを記録として残すことも，信頼を確実なものにする方法として大切です。

> **Tips**
> 臨床研修医の診療録は必ず監査（audit）を受けなくてはなりません。

> **Try**
> 先輩の書いた診療録，同僚の書いた診療録をピア・レビューしましょう。

◎診療録を書くことは診療のプロセスを助け，質の高い診療につながる◎

高度な数学の問題を解くときや，複雑な社会問題について考えをまとめるときに，紙に問題を整理して書くことが解決の端緒となることは誰でも経験することです。

科学の世界では，科学的思考のプロセスといわれる標準的な手順 [5] があります。自らの知識と限られたデータをもとに問題点を整理して仮説を立て，仮説検証のための方法と対象を決め，実行し，データをわかりやすい結果としてまとめ，冷静に結果を評価し仮説を検証する，という手順です。問題が解決しなければ，仮説の修正をして再度このプロセスを繰り返します。この過程はそのつど実験ノートに記録しておくのは当然です。このような手順をマスターしたうえでノウハウを蓄積していくと，問題を科学的手順で素早く解決できるようになります。

このことは診療においての問題解決でも同様です。

診療は患者さんの個別の問題を最適の方法で解決することです。しかし，その全体は複雑で不確実性に満ちています。すぐに問題解決に至らないこともしばしばです。

教科書に，Aという症状があればBという疾患に該当し，Xという疾患であればYという治療が最適，と書かれていても，実際の場面では画一的に決まるわけではありません。なかなか診断に到達しない非定型的な症状や検査結果を有する患者さんもいるし，1つの疾患にいくつもの治療法があり，判断の困難な場合も少なくありません。患者さんの社会的背景や経済的背景を考慮しなければ治療法を選択できない場合もあります。治療に対する反応もさまざまであり，よい効果が出るか副作用が大きいかは予測不能の場合もあります。

> **Basic**
> 科学的思考のプロセスが，診療記載の際にも生かされていることを知りましょう。

> **Try**
> 医学論文を読み，introduction, materials and methods, results, discussion が科学的思考のプロセス [5] のどれにあたるか考えましょう。

[5] 科学的思考のプロセス

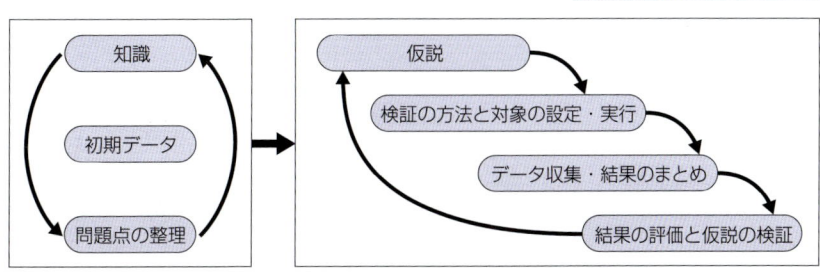

知識 → 初期データ → 問題点の整理 → 仮説 → 検証の方法と対象の設定・実行 → データ収集・結果のまとめ → 結果の評価と仮説の検証

Try
実際の診療録を読み，不確実性の部分について箇条書きにしてみましょう。

不確実性に満ちた患者個別の問題を解き明かし，診断と治療を進めるには，必ず何がしかの時間がかかります。

この時間とは，問診や診察で情報を収集し，問題点を整理し，計画を立て，実施し，患者さんにあらわれた結果を評価し，新たな計画を立てる（修正を加える）という，科学的思考のプロセスに従ったサイクルに費やす時間のことです。問題点の整理には「書く」ことが大切であり，評価にはそれまでの時系列に従った記録を「参照」することが欠かせません [6]。

POMR/SOAPはこのような**科学的思考のプロセス**に従った標準的な記載様式です。

Try
実際の診療録を読み，問題解決にかかった時間とそのプロセスについてまとめてみましょう。

診療のプロセスが最適であれば，患者さんの大切な時間が無駄に消費されず，質のよい診療となります。指導医の鑑査（audit）は，診療を評価しプロセスを適切に修正するために行われます。記録が不十分では鑑査以前の問題です。

[6] 診療のプロセスと記録

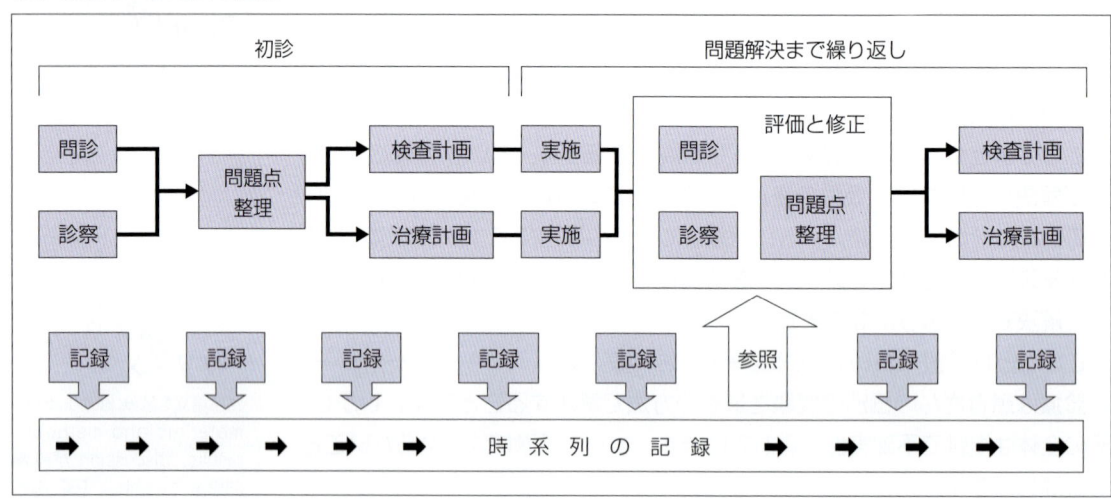

診療録はどのように活用されるか

◎チーム医療◎

チーム医療とは，患者さんを中心に，問題解決にあたるさまざまな専門家集団が連携することによってなされます。患者さんの病態や社会的背景によって異なるチーム編成となります。救命救急の場合などは，まさしく息つく間もない忙しさでチーム全員が一糸乱れぬ動きをします。また，緩和ケアであれば，患者さんに残された時間をいかに有効に使っていただくか，チームの全員が一丸となって工夫し全力を尽くします。診療所と病院が連携して在宅の患者さんの治療にあたる場合でも，チームを組まなければ一貫した診療が継続できません。ほとんどの場面において，1人の力のみで遂行しきれる医療はありません。

チーム医療が成り立つためには；

①目的・目標が明確であること
②チームのメンバーを全員が互いに知っていること
③チームの全員が互いにそれぞれの役割分担と能力を知っていること
④チームがどの患者さんを担当しているかを全員が知っていること
⑤患者さんの病態，社会的背景などの問題を全員が知り，理解していること
⑥チームの誰が患者さんのどの問題解決にあたっているかを全員が知っていること
⑦問題解決の手段と進み具合をチームの全員が知っていること
⑧情報をタイムリーに共有し，相互にコミュニケーションをとる態勢が確立していること
⑨常に訓練（技術研修など）と反省（カンファランスなど）がなされていること
⑩チームリーダーが全体の方針と医療の質の責任を負うこと

などが大切です。チームでは，医師，看護師，技師，薬剤師，管理栄養士，理学療法士，医事職員と数えればきりのない職種の人々が，まさしくケースバイケースであたります。チームの目的（チームが達成しなければならない仕事の内容）によりチームリーダーが決まります。実際には非常に複雑な診療形態です。

特に，患者さんの病態などの情報はリアルタイムのものが必要であり，医師の書く診療録はチーム医療の情報の中心に位置します。

情報共有に欠陥があるとチーム医療が円滑に行われず，思わぬ事故になることがあります。このようなことを防ぐために，1つの診療録には医師，看護師を含めかかわった職種すべての医療人が記録を書く，という方法をとっている医療機関もあります。こうすることで，ここに上げた①〜⑧までをようやく満足することになります。

Try
病棟で，どれか1つの診療録に注目し，どのように活用されているか観察し，場面ごとにまとめてみましょう。

Basic
チームは患者さんの情報を共有し，守秘義務を負います。

Try
看護記録，麻酔記録，手術記録，服薬指導記録，リハビリテーション記録などを読み，チーム医療がどのように行われているか考えましょう。

Tips
電子カルテは情報の共有に特に有効です。

Tips
用語の標準化はチーム医療に重要です。

情報の共有のためには，読めない字や英数字の記号であってはなりません。さらに，ある用語についての概念がどの部署，人でも同じであるようにしておかなければ誤解が生じてチーム医療が成り立たなくなる場合があります。

例えば，心窩部痛とはみぞおちの痛みですが，腹痛とどのように使い分けるのか，誤解が生じないようにするにはある程度の意味解釈の共通認識と約束事が必要です。このようなことを用語・用法の標準化といい，チーム医療で情報を共有する場合に非常に重要なことです。しかし完全な標準化は簡単にはできません。わかりやすい日本語で，しかも文章として診療録を書くことで，互いに合理的な理解ができます。

◎インフォームド・コンセントと診療録の開示◎

患者さんには，自分の病状がどのようなもので，自分の受ける医療がどのようなものであるかを知る権利があります。世界医師会は第47回総会（1995年）で**「患者の権利に関するリスボン宣言」**としてこのことを明言しています。医療の透明化と説明性の確保が医療側に求められています。

この**「知る権利」**を満足させるには診療録が書類としてきちんと整っていなければなりません。もちろん内容が事実にもとづくものでなければなりませんし，何よりも患者さんにとって判読可能でなければなりません。

◆インフォームド・コンセントと診療録

Try
インフォームド・コンセントは医療内容を文書にしたものを患者さんに示し，署名を求めることではありません。患者さんの権利を守るインフォームド・コンセントとはどのようなものであるべきか，実際の書類を用いてロールプレイをし，同僚とディスカッションしましょう。

検査や治療の方針の決定にあっては，必ず患者さんへの説明を行い，本人が同意することが前提です。このような**インフォームド・コンセント**においては，医師が必ずしも推奨しないような検査や治療の方法においても平等に患者さんに提示しなければなりません。また，患者さんが医師の推奨するものを選択しなかったとしても不当な扱いを受けないことを医師が明示しなければなりません。

このインフォームド・コンセントの過程では，医師は資料として診療録を患者さんに見せながら説明します。そして，患者とのコミュニケーションの要点，同意を得た内容を診療録に記録します。別に文書がある場合には患者と医師が署名します。

◆診療録の開示

Try
診療録開示に関する規定を読みましょう。

多くの医療機関が**「診療録の開示規定」**を設けています。診療録開示は患者さんや家族の申し込み（書類）から手続きを踏んで行われます。申し込みは開示請求の範囲（日付と診療科）を明確にしていただくこと，ご本人であることやご本人との関係を証明するものを提示していただきます。医療機関では診療録の開示に関する委員会を設けていますので，委員会が審議して開示を許可し，患者さん本人など開示請求人に診療録が開示されます。

日常のインフォームド・コンセントがきちんと行われているにもかかわらず，診療録の開示を求められるにはそれなりの理由のあることも少なくありません。医療機関の管理運営にとって重大な場合があります。その意味で手

続きを書類として残すわけです。

　診療録の開示は，患者さん本人に対して行うのが原則です。情報をむやみに本人以外の人に教えるのは**「守秘義務」**に反します。また，患者さんと家族の間にはさまざまな社会問題がひそむ場合もあります。本人の同意がないにもかかわらず配偶者や子などに病状を教えることは非常に慎重でなければなりません。

　開示が行われた場合には，診療録に開示年月日，開示の範囲，開示の申請者を記録しておくことが大切です。

◆診療報酬請求書（レセプト）の開示との関係

　患者さんが自らの医療について知る権利を行使する方法はもう1つあります。医療機関が毎月保険者に診療経費の請求を行うための書類です。**レセプト**とよばれています。このレセプトには，投薬・注射の内容，処置や手術の内容，検査の項目など費用と関連することが1つ残らず記入されています。

　患者さんは保険者（国民健康保険の加入者であれば市町村窓口，社会保険の加入者であれば組合窓口など）にレセプトの開示請求手続きをすることができます。通常，特別の事情がないかぎり2週間で本人に開示されます。医療機関は相応の理由なくしてレセプトの開示を中止するよう求めることはできません。

　患者さんはこのレセプトの内容と診療録の内容を照合することが可能です。診療録にないのに，レセプトには記載されている投薬や検査があれば，疑いの目を向けられてもしかたありません。

◎臨床研究の資料としての診療録◎

　臨床研究には**後ろ向き研究（retrospective study）**と**前向き研究（prospective study）**があります。

◆retrospective study

　後ろ向き研究とは，過去の事例を丹念に検討して新しい事実などを得る研究手法です。保管されている膨大な診療録をもとに行うので，診療録の質が保証されており，病名や病状に従った管理方法が行われていてはじめて可能な研究です。retrospective studyには多くの優れた研究があり，新たな概念の疾患を見出したり，薬の思わぬ作用を見出したり，医学への貢献がなされています。

　後々どのようなことが研究対象となるか，どんな疑問が生じて仮説の検証が行われるか，診療をしている時点ではわかりません。診療録を書いた医師と研究を行う者が異なることもしばしばです。そのような診療録の利用を可能にするには，患者さんの社会的背景，病歴，症状，治療などを克明に記録することが大切です。常に診療録の信頼性が問われます。用語も標準化されたものを用いていないと解釈にずれが生じます。

Try
レセプトの実物を医事課で見せてもらいましょう。

Tips
患者さんの求めがあればレセプトと同等の内容の領収書を発行しなくてはなりません。患者さんの知る権利は強化されています。

Try
内科の診療録を10冊選び，血圧と自覚症状には関係がある，という仮説をたて，模擬研究をしてみましょう。そのあとで，研究に必要な記録とは何か，皆でディスカッションしましょう。

◆prospective study

　この種類の臨床研究は，仮説にもとづく研究計画を立て，これに従い診療を行い，結果を分析して仮説を検証するものです。ある薬が有効であるか否かを検討するための二重盲験試験などがこれに該当します。臨床研究計画書は必ず作り，研究者がこれを共有して研究を進めます。

　この研究においても診療録は重要な役割を果たします。臨床研究計画書は多くの予測した事項が実際に患者さんにみられるかどうか克明に観察することを求めます。もちろんこれらの有無は診療録に記録されていなければ研究そのものの信頼性が損なわれることになります。しかも，ときには臨床研究計画の段階では予測していなかった薬の副作用などが患者さんに生じることもあり，病態の克明な観察，診療の質と記録の質がここでも問われることになります。

◆evidence-based medicine（EBM）

　このようにretrospectiveであれ prospectiveであれ，科学的検証の行われた臨床研究の事実を積み上げ，臨床の現場に的確に応用することを**EBM**といいます。

　臨床研究の結果は必ずしも一様ではありません。同じような研究を行ったにもかかわらず相反する結果を得ることがあり，しかも両者ともに権威ある医学誌に掲載されることもあります。批判的な視点で数多くの研究結果を再評価してEBMが成り立ちます。

　批判的視野をもつには，自らも身近な臨床例の診療録を多数読み解き，臨床研究を行い，他の研究者の批判を受け入れるという過程が必要です。

Try
大学病院などの薬剤部に保管されている実際の臨床研究計画書（プロトコール）を読んでみましょう。

Tips
EBMとはいえ，患者さんへの適用においては常に慎重であるべきです。

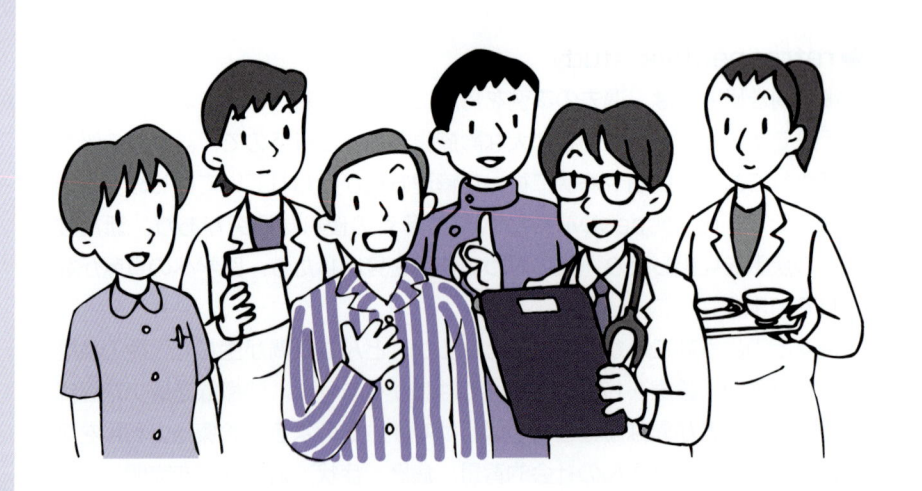

Try

1. 診療録の管理からみる医療機関の質

身近な医療機関に注目して，下記の事項を評価してみましょう。

管理運営面からみた診療録に関する評価事項（病院）	良	否
診療録管理規定があるか	はい	いいえ
診療録の紛失や未返却の実数が把握されているか	はい	いいえ
病棟の医師の記録机上に診療録が放置されていないか	いない	いる
医師と他の職種が診療録を共有して患者さんのケアをしているか	はい	いいえ
診療録開示に関する規定があるか	はい	いいえ
診療録を開示していることを患者さんに明示しているか	はい	いいえ
診療情報管理士が採用されているか	はい	いいえ

2. 診療録の記載からみる医療の質

（1）身近な診療録に注目して，下記の事項を評価してみましょう。

記録の質からみた診療録に関する評価事項（個人）	良	否
読みやすい字で書かれているか	はい	いいえ
記号や略号が多用されていないか	いない	いる
医師以外のものでも内容が理解できるよう配慮されているか	はい	いいえ
患者さんの出来事について5W1Hが明確か	はい	いいえ
診療した日についての記録が漏れなくあるか	はい	いいえ
診療録記載の医師名が記載日ごとにあるか	はい	いいえ
改ざんなどの疑いがもたれる記載をしていないか	いない	いる
POMR/SOAPなど科学的思考に従う記載様式か	はい	いいえ
インフォームド・コンセントの内容が記載されているか	はい	いいえ
監査（audit）を受けているか	はい	いいえ
ピア・レビューを受けているか	はい	いいえ

（2）他にも評価すべき事項があるかディスカッションしましょう。

（3）各自で診療録を書き，同僚のピア・レビューを受けましょう。

診療録には何を書くのか

Be able to
■診療録の第1頁に書くべき患者さんの基本情報と診断情報について理解できる。
■診療の記録として何を書くのか理解できる。
■書いてはならないものについて理解できる。

診療録表紙にある患者さんの基本情報

◎患者さんを特定するための情報：氏名，性別，年齢，生年月日，住所◎

多くの場合，医事課の職員が新しい診療録を作るときに，これらの情報を記入します。

同姓同名や1字違いなど紛らわしい場合が多々あります。本人をきちんと確認し，本人と診療録のマッチングを常に行う必要があります。

本人のものとは違う診療録に基づいて診療をすれば，結果がどうであれインシデント・レポートの対象です。

Try
診療録と本人のマッチングをするロールプレイをしましょう。

（注）インシデント・レポート
医療の過程で起きた事故などを安全対策に生かすための報告書。

> [外来での例]
> 診療録の表紙を見て，「平成町の山田太郎さんですね」と住所とフルネームを組み合わせて確かめる。もし，同姓同名あるいは読みが同じ患者さんを見出したら，「同姓同名あり」と注意書きを表紙に書く。医事課に伝えて，もう一方の診療録にも「同姓同名あり」と書いてもらう。

◎連絡先を特定するための基本情報：自宅の電話番号，職場の電話番号◎

医療の過程で，患者さんや家族への緊急連絡が必要な場合があります。外来の検査で患者さんが帰宅してから重大な結果が出た場合や，入院中の患者さんの容態が急に悪化した場合などです。

連絡先は，患者さんの意向を聞いて記載することが大切です。

これらの連絡場所は医事課で診療録を作るときに記録されている場合もありますが，医師が診療を行うにあたって，近々のうちに緊急連絡の必要があると判断する場合には，改めて聞きなおすようにすべきです。

[例]
診療録の表紙に記載された住所や電話番号を見て,「○○の場合などに連絡するときには,どこに連絡すればよいでしょうか。どなたに連絡すればよいでしょうか。時間帯によって連絡先が変わる場合には電話番号も教えてください」と尋ね,自宅,勤務先名称,昼夜の別,電話番号,優先して情報を伝えるべき家族のフルネームを診療録表紙に付け加える。

◎保険診療に必要な情報:医療保険と公費負担◎

わが国は国民皆保険制度のもとで医療が行われており,診療経費は医療保険と公費負担[7]によってまかなわれます。

医療保険とは国民健康保険や社会保険を指し,**公費負担**とは結核予防法,児童福祉法や身体障害者福祉法など主に福祉に関する制度に該当するものを指します。

診療録の表紙にはこれら保険診療に関する番号や有効期限,被保険者の氏名などが必ず記載されていなければなりません。制度で定められた書式です。また,保険の種別が変更された場合にも,表紙の保険情報を書き改めなければなりません。

医療費に対する自己負担率は,保険の種類,公費負担の有無,本人・家族の別でそれぞれ定められています。

通常,保険に関する情報は,医事課が患者さんから保険証や証明証を見せてもらい,記入します。ただし,新たに公費負担の手続きを必要とする場合は診断書あるいは意見書が必要になるので,医師がかかわる場面が多数あります。

Tips
複数の疾患の診療を受ける患者さんが医療保険と公費負担の給付を受ける場合には,どの疾患について公費負担を受けるかを明確にして診療録を書かなくてはなりません。さもないと医事課が診療経費の計算と請求ができません。

[例]
小児の喘息や慢性腎不全など指定された疾患の治療については,「小児慢性特定疾患医療給付制度」を利用して,医療費(保険診療分)の自己負担分を全額自治体が給付する制度があります。患者は医師の意見書(定められた様式がある)を市町村の保健所に提出し,「小児慢性特定疾患医療受診券」を発行してもらいます。その受診券と保険証を医事課窓口で示すと,診療録表紙の公費負担欄に対象の公費負担番号が記入され,公費負担が可能となります。手続きはやや煩雑ですが,もととなるのは医師の意見書ですから,そのコピーを診療録に閉じこんでおく必要があります。

[7] 主な公費負担制度

結核予防法によるもの	母子保健法によるもの
生活保護法によるもの	妊婦中毒症等療養援護制度によるもの
身体障害者福祉法によるもの	小児慢性特定疾患治療研究事業によるもの
児童福祉法によるもの	予防接種健康被害者救済制度によるもの
原子爆弾被爆者の医療に関する法律によるもの	精神保健および精神障害者福祉に関する法律等によるもの
精神保健法によるもの	特定疾患治療研究事業によるもの
麻薬取締法によるもの	公害被害者補償制度によるもの

◎傷病名：開始日，終了日と転帰◎

保険診療における診療報酬請求の情報として**傷病名**はきわめて重要です。

診療の契機となった傷病名，および診療を開始してから生じた傷病名については表紙（2頁目以降に病名の欄がある場合にも同様）に記載しなければなりません。記載の責任は医師です。

傷病名の欄には，**診療開始の年月日**（開始日）と**終了の年月日**（終了日）を記入しなければなりません。厚生労働省の通知によれば，記載する年月日は傷病の発症した日ではありません。その傷病名で診療を開始した日を記載します。同様に，終了日も保険診療の観点からの日付です。10年前から糖尿病があっても，医療機関に来院し糖尿病として診療を開始したときが診療録の傷病名欄に書くべき糖尿病の開始日です。現病歴やプロブレム・リストで疾病の発症や消退について時間的経過を書きますが，その日時と表紙の傷病名の開始日や終了日の乖離が生じてもやむをえません。

転帰には，傷病が治癒した，あるいはその傷病を起因に死亡した，ということを記載します。転帰には中止という特別の用語も存在します。その傷病の診療をなんらかの理由で中止したことを意味します。例えば転院などで診療することがなくなった場合などに用います。転帰の判断と記載もまた医師が行います。

この傷病名欄は保険診療経費の請求に用いますので，黒ぬりなど判読不能になるような方法で消去してはなりません。

複数の疾患に罹患する患者を診療する場合には主病名を診療録の病名欄に明示しなければなりません。主病名の決定も医師の義務です。

[例]
10年前から糖尿病の治療を近医で行っていた患者が，急性肺炎を発症して平成20年3月10日に入院した。入院中に肺結核を疑い喀痰培養検査をしたが陰性であり，4月16日に快癒して退院した。退院後は外来で糖尿病の治療を行う。この場合に，病名欄は以下のように記載する。

傷病名	開始日	終了日	転帰
糖尿病	平成20年3月10日		
（主）急性肺炎	平成20年3月10日	平成20年4月16日	治癒
肺結核の疑い	平成20年3月15日	平成20年3月31日	中止

Tips
傷病名欄の記載は保険診療を行ううえで必須の要件ですが，プロブレム・リスト作成は診療録の様式に帰属し，内容は医師の裁量によっているという違いがあります。

Basic
開始日と終了日の決め方には約束があります。

Basic
転帰には，治癒，軽快，死亡，中止，があります。

Basic
主病名は，その診療期間において治療の中心となったものです。

Basic
傷病名欄では"疑い"病名の記載が許されますが，長期間"疑い"が付いた病名を放置してはなりません。

診療の記録はどのようなものか

◎記載されたことのみが患者さんに提供された医療と判断される◎

医療として行ったことは漏らさず記録します。記録されていないことはやらなかったに等しいことです。医療に過失があったか否かを法のもとで判断する場合にも，記録がなければ過失がないことを証明できず，極端に不利に

なります。患者さんのインフォームド・コンセントについても，書かれていなければ，適切な情報提供のもとに医療が行われたとは解釈されません。

したがって，診療録に書くべきことは下記のように整理されます。

① **問診・診察・検査の記録**：医師の五感と知識，技術，装置を使って患者さんから得られる情報のすべてを記録します。記載の様式はPOMRの章（p.94）で別に述べます。

- **問診**：患者さんの訴え，経過，環境，患者さんの病気に対する解釈モデルなど，診療の第一歩は話を聞くことから始まります。先入観を廃して聞き，診察中に疑問が生じれば，改めて質問し，聞き，記録します。

[例]
問診では手術を受けたことなどに本人が触れていなくても，診察のときに腹部に傷跡をみたら，「この傷は何かの手術のあとですか」と尋ね，「15歳のとき，虫垂炎の手術を受けた」と患者さんから新たに情報を得たら既往歴に追加する。

- **診察**：身体のすべてをくまなく診察し記録します。このときも先入観を廃して診察します。診察結果は陽性と陰性の所見，あるいは単位付きの数値として記録します。陽性の所見では程度や性状を表現します。大きさについて鶏卵大，母指頭大など曖昧な表現や，単なる（＋）ではいけません。

[例]
・身長172cm，体重88kg，血圧142/92mmHg，脈拍数81/分。
・頸部に直径20mmの硬い腫瘤あり。表面は平滑で皮膚との癒着なし。

- **鑑別診断上キーとなる陰性の所見（pertinent negative）**：必ず記録しなければなりません。改ざんの余地のない表記法として，陰性所見では（－）と記号表記せず（なし）あるいは（negative）などとします。

Tips
（－）と記載することが間違いではありませんが，改ざんの余地のない記載が記録全体の信頼となります。

[例]
肝は右肋骨弓下に5cm触知する。柔らかく，表面は平滑。脾腫なし。
腹壁静脈の怒張なし。蜘蛛状血管腫なし。

- **検査**：問診および身体所見から得た情報をもとに行うべき検査を選択します。なぜその検査を行うのか，計画と理由を記載します。また，結果の解釈を記録します。画像診断などでは，正常と解釈する場合にも単に「正常」とするのではなく，簡単なスケッチを書き，注意を払って読影したことを文章として表現します。

Tips
pertinent negativeは特に重要。陽性所見だけでは鑑別診断ができません。

[例]
・数週間続く咳の診断のために胸部X線写真を撮影。
・心胸郭比45%，肺野に陰影なし，心陰影や横隔膜の境界にシルエットサインなし。正常と判断する。

②**間接的な情報についての扱い**：紹介状や電話での問い合わせなど，患者さんとの直接的な診療で得たのではない情報については，内容とともにその間接的な情報源の存在について記録します。

[例]
「○○医師からの紹介状に血圧180〜200mmHgとあった。」，「○○医師から発作性に血圧が高くなると電話で聞いた。」など。

③**プロブレム・リスト**：問診，診察，検査などから得た問題点を重要性の順，緊急性の順にあげます。問題の発生した時期，問題として医師がリストアップした時期を区別しておくことも大切です。「○○の疑い」は用いません。

> **Basic**
> プロブレム・リストは問題の発生した順にあげる方法もあります。(p.98, 「問題（プロブレム）をたてよう」の項を参照)

④**判断と根拠**：診断や治療についての判断と根拠を記載します。臨床研究などの科学論文や症例検討会が判断の根拠であれば，内容を記載します。

[例]
○○薬が△△病に効果があるとする二重盲検臨床試験は6編（資料の雑誌名，頁），効果なしとする論文は2編（資料の雑誌名，頁）である。いずれの報告でも○○薬の副作用には重篤なものがない。よって○○薬を治療の選択肢として患者と相談する。

⑤**インフォームド・コンセントの概要**：インフォームド・コンセントでは診断や治療の方法について選択肢を示し，医師の推奨する方法に同意しなくても不利にならないことを示すことが大切です。日時，インフォームド・コンセントで取り上げた選択肢，患者さんの理解と同意の内容，同席した者の氏名（患者側・医療機関側）を記録し，全員がサインします。

⑥**患者さんに施した医療行為**：日々の医療行為を，過剰でも過小でもない事実として記載します。医療行為を同僚や看護師に指示した場合も，漏れなく記載します。

> **Basic**
> 医療行為とは，医師と医療従事者（法的裏付けがある）が医学的妥当性をもって行った，診断と治療に関する行為です。なお，狭義には医療制度に定義された診療行為であり，診療録への記載なしに診療報酬請求書（レセプト）に入れてはなりません。

[例]
腹壁に癤（せつ）などができ，穿刺排膿と薬液による洗浄を行った場合，診療報酬制度では「創傷処置」とよび，保険請求が可能である。
記録は以下のようにする。
「創傷処置：腹壁の癤に対し，穿刺排膿と生理食塩水による洗浄を行った。」

⑦**医療行為の結果と評価**：患者に施した医療行為について，その結果を記載します。また，結果を評価し，医療行為を継続するのか，変更するのかについても記載します。

⑧**指導医などの監査（audit）**：POMRでは診療内容は適切か，診療記録が適切に書かれているかを上級医が監査し，その記録を診療録に記することが求められています。監査するものが主治医の記録を二重線で消し，訂正などを行うことは許されません。

[例]
2007年10月11日
降圧薬の処方日は10月8日であったが，服薬開始は9日朝からであった。
他の記載内容については問題ない。　　　　　　　　　　　　山田太郎　監査

⑨**サマリー**：退院時に，最終的診断，施行した主な治療とその評価，今後の方針，患者さんへの指導などを項目をたて，簡潔に診療の全体像がわかる

ように記載します。

⑩情報を開示した場合には，開示に同席した者の名前，開示の範囲を記録します（表紙などが適切）。

⑪**責任の所在（サイン）**：記載時刻および診療行為時刻を記録して自らのサインをします。

書いてはならないことはあるか

◆憶測

事実であるか，憶測であるかの境界は明快であるはずです。しかし，実際に表現するとなると微妙な問題がたくさんあります。

> **[例]**
> 高齢者が体調を崩し，栄養失調と脱水で入院した。同居している若い夫婦は共稼ぎで，昼間は高齢者が1人で留守番をしていた。診療録に患者さんの社会的背景と病状の関係を記すとき，「昼間はほとんど飲食をしないし，夜の食事もわずかである，と本人が訴えた」と書くことは本人の言葉であるから事実だが，「若い夫婦は老人の食事の面倒をほとんどみていなかった」と書くと憶測である。

> **Basic**
> 患者が訴える第3者に関わることは伝聞形式で記載するとよい。

◆第三者への批判（誹謗）

常識的な医師であれば，あからさまな誹謗中傷を診療録に書くなどということはあるはずがありません。しかし，紹介された患者さんやセカンドオピニオンを求めて来院した患者さんの前医での診療内容に判断を加える場合には注意を払わなければなりません。他の医師の診療やその結果について，「疑わしい」，「誤りである」と診療録に書くからには，患者さんにはもとより，その医師に対しても説明責任が生じることになります。医療はもともとグレーゾーンの広い応用科学です。2人の医師の判断が食い違うこともよくあることであり，「疑わしい」や「誤りである」も憶測に基づく批判にすぎないことです。

> **Tips**
> 診療では，あとから関わる医師のほうが判断材料をたくさん持つことになるので，有利な立場になりがちです。

◆人間の尊厳を傷つける内容

憶測や批判の極端なもの，粗野な言葉づかいそのままの表現は，そこに（記録に）登場する人物を著しく傷つけます。「バカ」を口癖にしている医師が診療録にそのまま書いてしまい，開示のときに読み直して青くなるなど論外です。診療録は他人に読まれるのだということを常に意識しなければなりません。

> **Tips**
> 患者さんが多様な症状を訴えるとき，「ノイローゼ」，「ヒステリー」，「詐病」，「虚言癖」などの判断を記録に残すと，患者さんを別の担当医が引き継いだときにも，その判断が漫然と継続され，重大な見落としにつながることがあります。

> **Try**
> □ 患者さんから病歴を聞き，診察をし，診療録を書いてみましょう。
> □ 診療録を一度書いて，聞き忘れたところ，診察し忘れたところをみつけましょう。
> □ もう一度病歴を書き直しましょう。
> □ ピア・レビューを受けましょう。

これからの診療録はどうなるか

Be able to
あらたな時代の診療録のあり方を，
■「チーム医療」の観点から理解できる。
■患者さんの「安全」と「権利」の観点から理解できる。

診療録の変化の道程

これからの診療録を考えるには，これまでの歴史を振り返ってみるとよいでしょう。

1960年代までの診療録は，単に患者さん個人の記録であり体系化されたものがなく，様式は定まったものがありませんでした。ここに問題指向型診療記録（problem-oriented medical record；POMR）として科学的な思考過程を導入したのは，バーモント大学のLawrence L. Weed教授でした。日本にも1970年代に紹介されました。

記載に使われた言語を考えることも興味深いことです。日本は明治時代にドイツ医学を手本にしたために，非常に長い間，診療録はドイツ語でした。1970年代の当初までに医学部を卒業した医師の多くは，ドイツ語まじりの診療録を書くのが習慣でした。診療録をカルテとよぶのもその名残です。

医学の主流は1960年初めには米国に移っており，学術研究論文のほとんどを英語が占めるようになると，診療録も英語で，という流れができます。米国に留学して指導的立場になる医師も多くなり，1980年代以降の医学部卒業生は，英語と日本語を交えて診療録を書く世代です。POMRもこの時期から広がるようになります。

さて，この外国語混在で書く診療録を，わかりやすく，日本語を中心にした記載にしようと流れを変えたのは，インフォームド・コンセントとチーム医療です。1990年代以後の変化です。

かつて医療が比較的単純で，医師の権限が強く，パターナリズムで医療が行われていた時代は，診療録を医師以外の人が読むこともなく，第三者が理解できるように記録する必要がありませんでしたが，現在ではそれが許されないのです。

このように，診療録の書き方，ならびにその背景に流れる思想がこの半世紀の間に大きく変わったことを理解すると，これから後の数十年も決して固定した概念で診療録を書くのではないということがわかります。

Try
診療録の様式や概念は時代とともに変わっています。20年前の診療録が保管されていたらみせてもらいましょう。

Tips
電子カルテが新しい流れをつくるでしょう。

これから問題となること

◎カルテ開示に耐える記録◎

　最も重要な課題は，**患者の権利**を守ることです。診療録の開示，医療の透明性と説明性を確保することは，医療人と医療機関にますます強く求められることですから，開示できない内容の診療録は診療録といえなくなる時代が来ます。

　POMRなど科学的記載様式のみではなく，内容，記録の質が問われるのです。ピア・レビューなどを繰り返し行う必要があります。

> **Try**
> リスボン宣言などを読み，「患者の権利」はどのようなものがあるか考えてみましょう。

◎保存期間の延長と記録の内容◎

　現在，診療録の保存期間は医師法で**5年**と定められています。しかし，手術や治療薬物の影響はかなり長期に及ぶものがあります。医療を行った時点では想定していない副作用などの問題が，十数年を経て明らかになる場合などもあります。血液製剤治療によるAIDSやC型肝炎，ヒト乾燥硬膜移植によるクロイツフェルドヤコブ病などがその例です。問題になった時点で診療録が破棄されていては，患者さんに問題の所在を知らせるために追跡調査をしようとしても何の手がかりもないことになります。

　したがって，今後，診療録の保存がさらに長期間に義務付けられる可能性があります。高度な生殖医療となると，胎児が生まれて数十年経たなければ問題が明らかにならないというおそれもあり，80年の保存義務を求める動きもあるほどです。

　将来何が問題になるかわからないにもかかわらず，記録を適切なものにしておくということは並大抵のことではありません。しかし，いくつかのポイントがあります。体内に埋め込むことで治療を行うもの，生物の材料を加工して作った医薬品や材料，遺伝子操作を加えたものなどには，必ずロット番号といわれる製品の起源を管理する番号が付けられています。**提供した会社名，製品名，ロット番号**の3つを診療録に必ず記録するべきです。製品のラベルを診療録に貼り付けたり，コピーを取っておくのも役に立ちます[8]。

　もちろん医薬品や医用材料の名称と由来を患者さんに話し，何事かの問題が発生した場合に速やかに自己判断が可能なよう，情報の提供を怠らないことが大切です。

> **Try**
> 身近かな医療機関で，診療録が何年間保存されているか調べてみましょう。

One Point Column

法による義務づけ

2003年7月から医療機関および医師は，①生物由来製品の使用にあたり必要な事項を患者に説明すること，②使用に関する記録を20年保存すること，③生物由来製品の使用で感染症が生じた場合，その情報を被害の拡大を防止する目的で提供することを改正薬事法で義務付けられました。

◎記載者の変化◎

かつて，診療録は医師だけが記載するものでした。しかし，**チーム医療**が不可欠の現代の医療では，情報の共有という点からも，同じ診療録に医師と看護師が記載をしている医療機関が増えてきています**[9]**。看護師のみならず，薬剤師，理学療法士，栄養管理士など，患者さんの治療に直接かかわる者すべてが記録を残すことは原則ですから，その記録を1つの診療録上にするということは必然的な流れとなるでしょう。

当然，誰がいつ記載したかを明確に示す**サイン**が不可欠です。また，他の人が書いた記録を訂正してはなりません。

Try
看護記録，服薬指導記録，リハビリテーション記録，栄養指導記録などの実物をそれぞれの担当者にみせてもらいましょう。

[8] 生物由来の薬剤につけられたロット番号
会社名，製品名とK789PXを記録しておけば，問題発生後に会社に問い合わせることでこの製剤の由来を調査できる。ロット番号のラベルは箱に2枚ついており，一方は診療録に，もう一方は薬剤部の管理台帳に患者氏名や使用日とともに貼り付けておく。

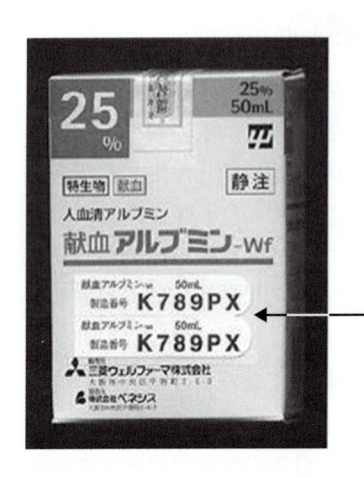

糊つきラベルは2枚ある

[9] 看護師と医師が同一の診療録に記載している例
1月18日準夜勤務の看護師の記録，19日深夜勤務の看護師，19日の医師の順に記録が並んでいる。指導医のサインが達筆すぎること，何年の記録であるかが明確ではないことが問題としてあるが，おおむねよい記録である。

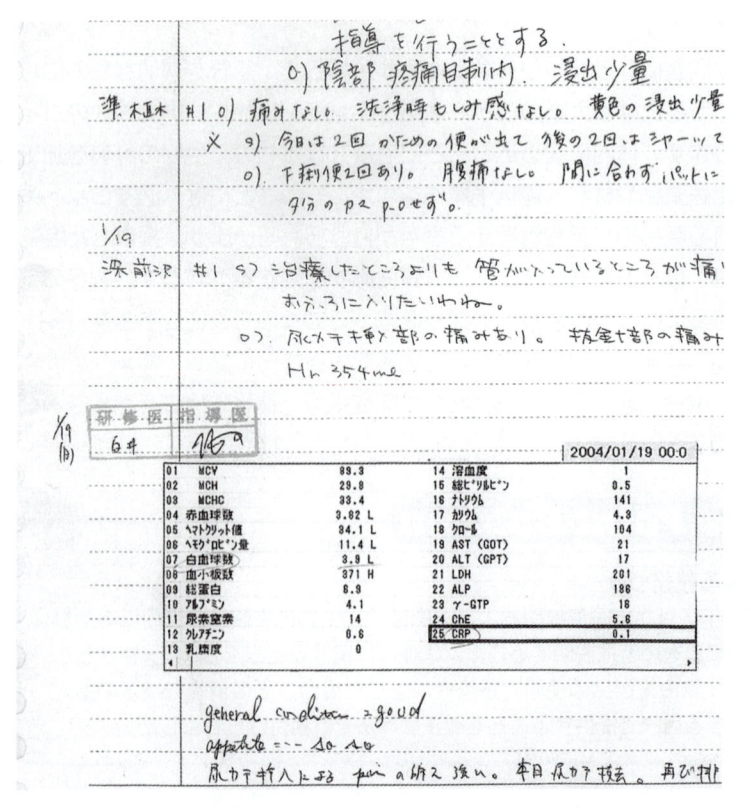

One Point Column

　多くの病院が，外来に簡単な問診表を用意し，愁訴や身体の状態，受診の理由などを初診の患者さんに記載していただき，医師の専門分野にうまく合致して初診医を選択できるよう工夫しています。この記録は，患者さん自らが，体調や気分を自分自身の言葉で記しているという点で貴重なものです。患者さんが病気について解釈モデルを記している場合も少なくありません。

　初診時に限らず，診断や治療の過程においても，患者さんは日々微妙な体調の変化に気づいていることが少なくありません。医師や看護師が患者さんの訴えを充分聞き出していない，あるいはそのチャンスを失っている可能性があります。患者さんにも日々の記録を残していただき，医療提供者との共有が果たせれば，きめ細かく的確な医療，患者さんの満足度の高い医療に結びつけることが可能かもしれません。

　将来，診療録は「医療を担うものだけが記録する」という概念から，「患者さんと医療提供者がともに病気と戦い記録する」という概念に発展していくかもしれません。

Advance

患者さんも自分の診療録に書きこみながら治療に積極的に関わるのがあたりまえになる時代が来るかもしれません。

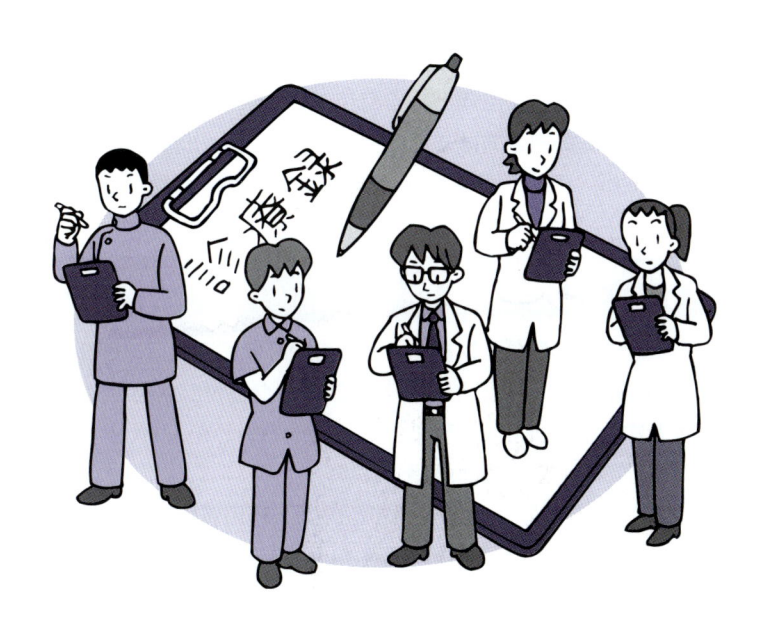

電子カルテの使い方，書き方

Be able to
■電子カルテは，自分のIDとパスワードでログイン・ログアウトすることが利用の基本であることを理解する。
■システムの中で，どの画面が医師法にいう「記載と保存の義務」を負う部分かを確認して使うことが大切であることを理解する。
■医療情報を電子データとして扱うことの利点，注意点を理解する。
■外来診療で電子カルテを利用する場合には，診療の開始と終了時にキーボードから手を離し，医師・患者関係の構築に全力を尽くすことが大切であることを理解する。

急速に普及する電子カルテ

電子カルテは1999年に電子カルテの三原則を厚生労働省が示したのを機に病院への導入がはじまりました。システムの導入にはさまざまな困難がありますが，2002年には早くも106病院に導入され，3年後には4倍に増加し，以後ますます普及が進んでいます。また一般診療所においても積極的に電子カルテを利用する医師が増え（2005年調査では約6,200施設），電子カルテが一般的な診療風景となる時代となりました。

紙の記録についての書き方はすでに述べており，そのほとんどは電子カルテでも同様ですが，ここでは電子カルテに特有の問題を簡略に述べます。

ログインとログアウト，利用の基本

電子カルテでは必ず**ログイン**という手続きが必要です。コンピュータ画面にある電子カルテ起動用のアイコンをダブル・クリックすると，IDとパスワードを入力するウインドウが開くので，自分のものを入力し，ログイン・ボタンを押すと電子カルテ画面が開きます。

ログインでIDとパスワードを入力するのは，利用者の氏名や職種・身分を確認するためです。この手続きを**認証**といいます。システムでは，利用者に応じて可能な仕事の内容を制限しており，これを**アクセス権**といいます。例えば，学生は検査結果の参照はできるがオーダはできないなど利用場面ごとにアクセス権が制限されます。認証とアクセス権設定はシステム運用の根本で，この約束事がシステム上のデータの安全性と信頼性を保つのです。

電子カルテの利用が終わったら，終了ボタン（普通は左上など四隅の何処

かにある）を押して電子カルテ画面を消します。これを**ログアウト**といいます。

ログアウトの毎にコンピュータの電源まで切る必要はありませんが，保守のために全業務の終了とともに1日1回は電源を切り，翌日再起動するのが通常です。

（注）ログイン／ログアウトは，ログオン／ログオフという場合もあります。

◆他人のIDとパスワードを使ってログインしてはならない

他人のIDとパスワードを使い，悪意をもってシステムに進入することはなりすましといい，個人情報保護法違反です。

◆IDとパスワードのメモを，誰でも見えるところに放置しない

備忘のためにIDとパスワードをメモしても，管理がずさんで，盗用されれば責任はID／パスワードの所有者にあります。もし，自分のパスワードを誰かに知られてしまった場合には，直ちにパスワードを変更しなくてはなりません。

Basic
パスワードは一定期間の経過後に変更すること。同じパスワードを使い続けてはいけません。

◆ログイン中は電子カルテから離れない。必ずログアウトを

ログイン中にコンピュータを放置すれば，他人があなたになりすましてシステムを利用することができます。必ずログアウトをして離席しましょう。

もちろん他人がログインしたまま放置した端末を，あなたがそのまま利用するのは禁止です。

◆ログアウト前にコンピュータの電源を切らない

ログアウトは仕事を正常に終了させる手順です。作業中途でコンピュータの電源を切れば，せっかく入力したデータが失われてしまうかもしれません。

Basic
電子カルテを開いた状態で電源を切ることは禁止です。システムに有害な影響があります。

記事の登録，訂正と真正性

カルテの内容を改ざんする（悪意をもって記録を書き換える）ことは絶対にあってはなりません。しかし，一旦登録した診療記事の訂正や追加も必要な時があります。システムが悪意と善意を判別することはできないので，電子カルテでは，いつ，誰がその記事を入力したかを管理し，訂正前の記録も含めて保存する解決策をとりました。**「真正性の保障」**とよばれ，電子カルテの核心部分です。これに**「保存性」**，**「見読性」**を加えて**電子カルテの三原則**［10］といいます。

[10] 電子カルテの三原則

真正性	何時，誰が作った電子記録かを書き換えのプロセスまで含めて管理し，表示すること。システムに，認証の仕組みと一旦記録したものの削除や上書きを禁止する記録方式が必須。
保存性	電子記録を一定期間（医師法第24条に定める）確実に保管すること。すなわち，古い電子記録がいつの間にか消去されてしまうようなシステムであってはならない。
見読性	電子的な文書や図画を，元にあるままに見せ，印刷すること。すなわち画面表示と印刷内容が違っていたり，文字化けなどを起こすシステムであってはならない。

◆診療記事は登録前に読み直す

電子カルテは診療チーム内でリアルタイムに共有されており，あなたの書いた記録をもとに同僚やスタッフが次の判断，仕事をします。誤った記録は周囲の判断を狂わせるので，登録前には慎重に記録を見直すべきです。

◆訂正のルール

一旦登録すると，その後の訂正は単純な上書きにはなりません。

例えばあるシステムでは，訂正したい記事の箇所をシフトキーを押しながらマウスを操作して選ぶと，その記事の修正用ウインドウが開き，記事を訂正することができます。

山田太郎医師が2008年5月12日10時12分に作成した記事のうち，「朝から胸痛があった」を同日10時55分に訂正すると次のようになります。

```
記事作成  2008.5.12/10:12  山田太郎
  S：朝から胸痛があった                    ← 訂正前記事
     朝5時頃から5分ほどの胸痛があった      ← 訂正後記事
     （訂正コメント：再度詳しく聴取した結果） ← 訂正のコメント
              訂正2008.5.12/10:55 山田太郎  ← 訂正者と訂正日時
  O：血圧156/92，脈拍75/分（整）
     胸部聴診異常なし，腹部触診異常なし
  A：狭心症の疑いあり，R/O心筋梗塞
  P：至急心電図検査，CPK-MB検査
```

訂正箇所には自動的に消去線が入り，訂正日時，訂正者までが自動的に記録されることが紙カルテと根本的に違います。訂正コメントは訂正時に記録の一部として入力します。

安易に訂正ばかりしていると，あなたの記録の信頼性がなくなってしまうので，登録する前に慎重に読み直す習慣をつけましょう。

Try
訂正のやり方，訂正記事の表示の方法はシステムごとに違います。身近な電子カルテを確めましょう。

電子カルテの範囲，医師法24条（記載の義務，保存の義務）

電子カルテは非常に複雑なシステムです。さまざまなシステムが組み合わされ，相互に情報を共有できるように作られており，1つのコンピュータ上で画面を操作して，検査結果やX線画像を参照したり，処方のオーダ入力をしたり，診療記事を入力したりできます。

しかし，オーダのデータをそのまま電子カルテの記事とみなすか，コンピ

ュータ上で参照できるＸ線写真を電子カルテの内容とみなすか，病院によって定義が異なるという問題があります。

紙のカルテでは，「この綴じてある部分がカルテだ」「ここに書かなければカルテを書いたことにならない」という認識が容易ですが，電子カルテでは「ここからここまでがカルテだ」と改めて認識しなおさなくてはなりません。

◆診療録として記載と保存の義務がある画面はどれか

電子カルテの構成は病院によって違いがあるので，**医師法第24条「記載と保存の義務」**を負っているのはコンピュータのどの画面[11]か，責任者に確認しましょう。運用の決まりが文書などで明確になっているはずです。

電子カルテ以外のシステム上にある記録は補助的なデータとしての意味しかなく，なかには保存の義務を負わないために，短期間のうちにシステム上から消去されてしまうものがあるかもしれません。

[11] 医師の端末では，さまざまなシステムのウインドウを画面に開き，情報を表示できる。医師法24条「記載と保存の義務」を負う電子カルテのウインドウがどれか確かめ，この内容の充実を図ること。コピー・アンド・ペーストだけでは不十分で，医師としての判断を加えることが，カルテ記録の本質である。

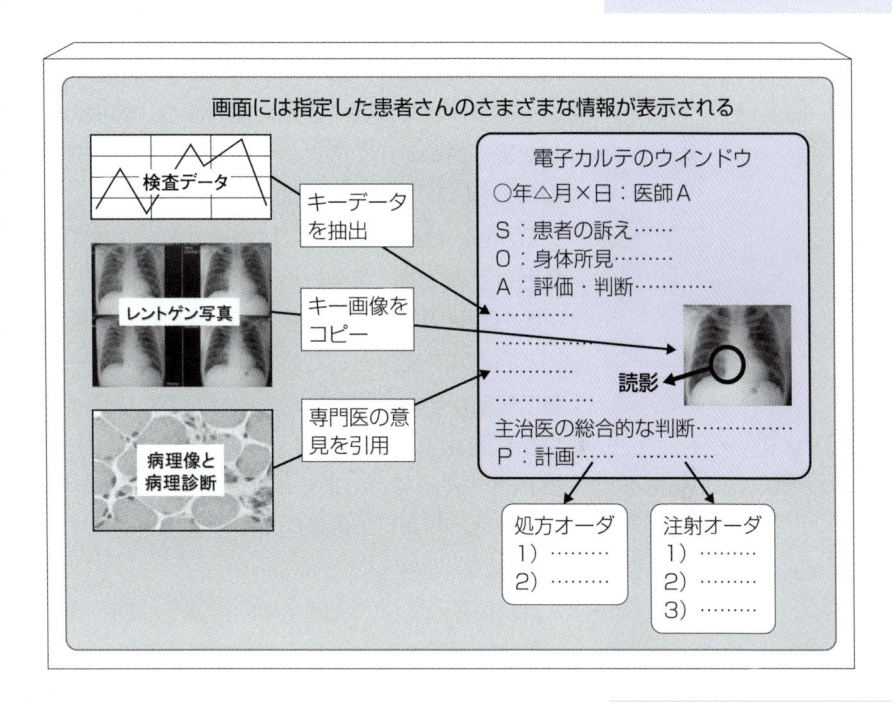

画面には指定した患者さんのさまざまな情報が表示される

◆キーとなるデータを電子カルテに抽出し，医師の判断と共に記録する

病院情報システムはさまざまなサブシステムの集合であり，それぞれに検査結果，画像，体温や脈拍などバイタルサイン，処方や注射などオーダがデータとして保管されています。1人の入院患者さんを1カ月間診療すれば，膨大なデータの集積になります。

これらは診療諸記録というデータ集合ですが，診療録（カルテ）ではありません。

電子カルテに記録するにあたって重要なことは，これら大量のデータのどこに注目して医師が判断し，診断と治療に役立てたかというプロセスを記録することです。

Basic
データに医師の判断が記録されて初めて診療録となる。

キーとなるデータを要約して判断を書くことは，紙カルテでは当たり前のこととして行われていますが，電子カルテになると同一画面でデータを容易に参照できるために忘れられてしまいます。キー・データの抽出と判断の記録の重要性を特に強調します。

日々記録は簡略でも，折々にしっかりした要約（サマリー）を

箇条書きや，簡素な図表とその注釈には次のような利点・欠点があります。

- （利点）注目しているポイントが明確である
- （利点）時間的経過や変化，全体像を一覧して把握しやすい
- （利点）短い時間で記録できる
- （欠点）文脈がわからない

病態はそれぞれの患者で異なり，ある時点では一部の所見があいまいで，結果は不確実です。日々，すべての事象を書きつくすことは困難な場合が少なくありません。書くことに悩むより，診療のたびに遅滞なく重要なポイントを書き連ねていくことが大事です。箇条書きや簡素な図表と注釈が電子カルテのSOAP記録に多用されるゆえんです。

しかし，箇条書きだけでは患者さんの病態の変化と医師の判断の関連が文脈としてみえず，電子カルテを中心としたチーム医療が十分機能しません。

5，6回の診療記事が連なった時点で，箇条書きや簡略な図表で表現したことの意味を文脈として整え，**要約（サマリー）**を書くことが必須です。急激に病態が変わる患者さんの記録であれば**デイリー・サマリー**を，比較的緩やかな変化であれば**ウイークリー・サマリー**を，日々記録の一部としてSOAPの後ろなどに書きます。文脈の整った要約があって初めて，医療チーム全体が共通した認識を持つことができます。冗長なものであってはなりません。

退院に際しては，入院全体の診療をわかりやすく次の診療チームに引き継ぐために退院サマリーを必ず書かなくてはなりません。

『必ず，文脈の整ったサマリーを書くこと』が重要です。

Try
実際の電子カルテ1週間分をもとにウイークリーサマリーを書いてみましょう。互いに書いたものを比較してみましょう。

データに対する注意義務

情報社会になって明らかになったことですが，人はコンピュータの中にある情報を信じやすい特性があります。しかし，コンピュータ・システムといえども人の作ったものであり，また，データを入力するときのミスも起こります。患者さんの状態と照らし合わせながら種々のデータを読み取り，疑問に思ったら，データを作成したり入力した職員と連絡をとって確認をしましょう。

特に注意を必要とすることを3点あげます。

- **オーダ≠実施**：薬や検査は患者さんの状態に応じて随時変更されたり，中止されたりするので，実際に患者さんに行われた検査や注射・投薬を当直医や看護師に確認する。
- **入力の誤り**：きわめて似た名称の薬の誤認，μgとmgの誤認などが起こりやすい。
- **システムの誤り**：システム上の誤りで，入力したものと違う表示がでることが，きわめてまれにではあるが起こる。これは大変危険なことなので，必ずシステム担当者に連絡しよう。

> **Try**
> サクシンとサクシゾンなど，似た名前の薬にはどんなものがあるか，調べましょう。

> **Tips**
> 電子カルテは5年に1度くらい新しいシステムに更新します。この更新時期がシステムが原因となる誤りの最も起こりやすいときです。

チーム医療としての意識

電子カルテは，病院内の職員にリアルタイムで情報共有されます。しかし，単に情報共有しても，チーム医療の質は上がりません。看護師はどのような情報を求めているのか，薬剤師は，放射線技師は，理学療法士や作業療法士は，手術部スタッフは，外来スタッフは，それぞれどのような情報を求めているかを知り，的確な情報を電子カルテに記録するべきです。

例えば，
- 看護師は，病状の悪化を示す兆候，明日の検査や治療の概要と時間的手順など
- 薬剤師は，他の病院から処方されている薬の種類，禁忌薬とつながる疾患の有無など
- 放射線技師は，撮影時の体位を保つのに介助が必要か，造影剤アレルギーはあるかなど

職種によって注目すべき情報は異なります。医療チームのパフォーマンスを高いレベルに保つためには，相手が求める情報を他職種とのカンファランスなどで的確に把握し，電子カルテで共有することが肝心です。

もちろん，他のどの職員にも齟齬の無い理解をしてもらうために，平易な日本語，文脈の読み取れる記述を心がける必要があります。

不要不急の患者情報へのアクセスは禁止

電子カルテは，チーム医療を柔軟に行うために，医師や看護師などが診療科の区分を超えて参照することができます。

しかし，患者さんにはプライバシーがあり，自分の治療にかかわりのない人には，たとえ病院職員であっても病名や病状を知られたくないと思っています。

例えば，知人が自分の病院に入院して，その知人の病状を心から心配したとしても，治療や業務にかかわりなく電子カルテ情報にアクセスしてはなりません。システムにはアクセスログがあり，その記録から不要不急の参照を割り出すことができます。病院で定める**情報倫理上の規約**にかかわる違反を問われることになります。

> **Tips**
> 「独立行政法人等の保有する個人情報の保護に関する法律」および「行政機関の保有する個人情報の保護に関する法律」には職権を濫用して個人情報を収集した場合の罰則が設けられています。

患者情報の個人的保有についての問題

患者情報を自分のUSBメモリーやパーソナル・コンピュータ（PC）に保存することは情報流出の危険を冒すことです。もし，紛失したり，盗難にあったり，あるいはインターネットを介して流出すれば，患者さんのナイーブなプライバシーが侵害されます。

個人を特定する氏名・生年月日・住所・電話番号などを削除し，代わりに番号や記号を付けて区別することを**匿名化**といいます。記号や番号から，誰の情報であるかの推測がつかないことが原則です。

Tips
匿名化と暗号化は必須の条件です。

患者情報を保有して管理する場合には，**暗号化**することを勧めます。もちろん暗号化の鍵も，暗記しておくか，別な箇所に鍵となる数字や文字列を厳重に管理しておかなければ何の意味もありません。しかも注意しなくてはならないのは，暗号化してもなお，紛失や盗難の場合には責任が問われることです。

下記のすべてが守られなければ患者情報を扱ってはなりません。

- 患者情報をコピーして所有する場合には，指導教官に内容を示して許可を得ること
- 個人を特定する情報を削除して匿名化すること
- 情報を保管する媒体を限定し，他に複製を作らないこと
- 媒体やPCは厳重に管理し，紛失や盗難の防止に努めること
- 患者情報を暗号化して保管すること
- インターネットに接続しないこと

Try
インターネットに接続すると，どのような脅威があるか考えましょう。

インターネットに接続するPCで患者個人情報を扱うことはきわめて危険なことです。PC上には暗号化した患者情報をおき，復号化（暗号化したデータを元の形に戻すこと）して作業するときにはインターネット接続を遮断することです。

コンピュータ・ウイルスに対する注意義務

病院情報システム，電子カルテはコンピュータ・ウイルスを防御するための仕組みで厳重に守られています。しかし，ウイルスは毎日のように新しい種類のものが現れ，どのような防御策を施しても脅威がなくなることはありません。ときには，ウイルスによって電子カルテが使えなくなってしまうような障害もおこります。

システムにウイルス感染が起こるきっかけにはさまざまなルートがあります。その1つに，USBメモリーをシステムの端末に接続したとたんに，潜んでいたウイルスがシステム側に感染するというルートがあります。そのウイルスは，どこか別のPCに感染していたものがUSBメモリーに伝染していたのでしょう。PCには影響がなくてもシステムの中で猛威を振るう性質のものもあります。また，これまでに，新品のUSBメモリーに始めからウ

イルスが感染していた，ということもあるので油断できません。
　ウイルスによるシステムの被害は甚大で，数日間電子カルテが使えなくなり，駆除するのに多大な労力と費用がかかることになります。
　多くの病院で，個人所有のUSBメモリーなどを情報システムに接続してはならないと規定されています。必ず守りましょう。どうしても接続する必要であれば，システムの担当部署にUSBメモリーが安全であることを検証してもらってからにしましょう。

> **Tips**
> ウイルスで電子カルテが止まると病院の機能が停止します。システムには最新のアンチウイルス・ソフトが入れてありますが，利用者にも注意義務があります。

外来での診療態度

　電子カルテのある診察室では，患者さんから「先生は一度も私を見てくれなかった」，「忙しそうだった」，「粗略に扱われたような気がする」と不満を持たれることが多々あります。
　コンピュータを使うときには，両手がキーボードの上に行き，目は画面を注視した状態になります。医師がいくら上手にインタビューしていても，手と目がコンピュータに集中していれば患者さんから厳しい声があがるのも止むを得ないでしょう。
　医師・患者関係を良好に築くために次のことを守るべきです。

・診察室の，患者の椅子，医師の椅子，電子カルテ画面とキーボードの位置関係を患者さんの目線で確かめ，レイアウトを適切にすること
・診察の始まりには，キーボードから手を離して患者さんに向き合い，挨拶とインタビューをすること
・コンピュータ画面に患者さんの検査データなどを出し，説明すること
・診察の終わりにはキーボードから手を離し，患者さんが疑問などを話しやすい雰囲気を作ること

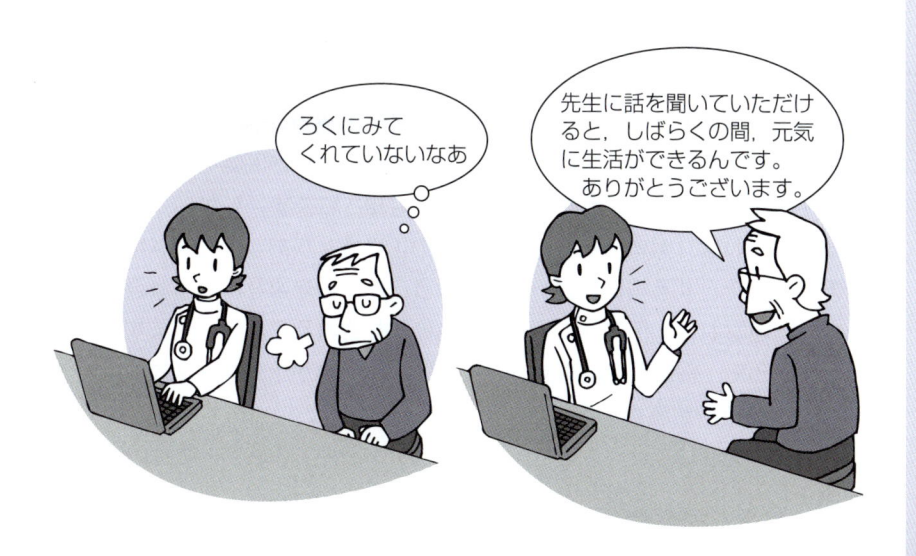

診療録と法律

Be able to
■ 診療録を記載することの重要性を法との関係で理解できる。
■ 医師の義務と診療録記載との関係をさまざまな面から理解できる。
■ 訴訟のなかで扱われる診療録の重要性を理解できる。

なぜ診療録を書かなければならないのか

医師法第24条には「医師は診療したときは，遅滞なく診療に関する事項を診療録に記載しなければならない」，「前項の診療録であって，病院又は診療所に勤務する医師のした診療に関するものは，その病院又は診療所の管理者において，その他の診療に関するものは，その医師において，5年間これを保存しなければならない」とあります。いわゆる**「診療録記載の義務」**と**「診療録保存の義務」**です。記載と保存は同列のものとして扱われており，違反したものには罰則が適用されます。ここでいう「遅滞なく…記載」は，おおむね1日のうちと解釈されています。

医師法に定めがあるから診療録を書くのは当然です。しかし，その内容が問題になります。どのような内容・質が問われるのでしょうか。

医師の行為は診療録に記載があってはじめて治療行為として成り立ち，違法性が阻却されます。**刑法第35条「法令又は正当な業務による行為は，罰しない」**が**違法性の阻却**にあたります。外科手術のように身体に傷害を与える行為が医師に許されるのは，行為に対する患者さんの承諾とその行為の正当性があると判断される場合においてのみです。**医師法第17条**には「**医師でなければ，医業をなしてはならない**」とあり，医師が医業を行うかぎりにおいて刑法第35条が適用され，違法性が阻却されます。しかし，診療録に記載がなければ「患者の承諾」と「行為の正当性」があった，すなわち治療行為であったとする根拠について法で争うことはできません。診療録を紛失したなどとなれば，圧倒的に不利な立場に立たされることになります。

したがって，診療録に記載すべきことは医療行為が十分な医学的妥当性をもったもので，患者さんの承諾があるということです。『医学的妥当性のある行為』の範囲は広く，患者さんの状態とその時点での医学・医療の水準とを照らし合わせて，合理的と判断できる診断・治療行為を，医師自らの技量をもって安全に行いうるものです。これらのことをきちんと説明しうる診療録を書くことが，自らの身を守ることにもなります。

Tips
インフォームド・コンセントがなければ正当な業務による行為となりません。
その説明と同意の記録を診療録に残しましょう。

医師の義務と診療録

　診療録記載の義務，保存の義務の他に，法で規定される**「医師の義務」**といわれるものは多数あり，義務を履行したことを診療録に記載しておくべきです。

● **診療義務・応召義務**：医師法第19条1項では，**「診療に従事する医師は，診察治療の求めがあった場合には，正当な事由がなければ，これを拒んではならない」**とあります。診療時間外に来院した患者さん，診療費を払わない患者さん，医師の専門領域外の患者さんであってもこの義務が免責されることはありません。深夜に初めての患者さんが来院し，顔を見たとたんに他の高機能な病院に転送を余儀なくされた場合でも，記録を残さなければ診療義務・応召義務に応じたことにはなりません。たとえ診療録を作成する間もないほど短い時間の接触であっても，当直日誌に簡単なメモを残すくらいのことはするべきです。

● **診断書等の交付義務**：医師法第19条2項では**「診察若しくは検案をし，又は出産に立ち会った医師は，診断書若しくは検案書又は出生証明書若しくは死産証明書の交付の求めがあった場合には，正当な事由がなければ，これを拒んではならない」**と規定しています。診断書等を交付した場合には，その内容を要約して診療録に記載し，コピーを保存しておかなければなりません。

● **無診察治療の禁止**：医師法第20条では，**「医師は，自ら診察しないで治療をし，又は診断書若しくは処方せんを交付してはならない」**とあります。診察内容を診療録に記載せず，処方内容のみを記載すれば無診察診療であったと嫌疑をかけられても申し開きができません。

● **処方せん交付の義務**：医師法第22条では**「医師は，患者に対し治療上薬剤を調剤して投与する必要があると認めた場合には，患者または現にその看護に当った者に対して処方せんを交付しなければならない」**とあります。処方せんの内容は診療録に記載しなくてはなりません。注意しなければならないのは，処方日すなわち服用日とならない場合です。「〇月×日朝から服用するように指示した。」などと患者さんへの具体的な指示内容の記載を必要とする場合があります。

● **療養方法の指導義務**：医師法第23条では**「医師は，診療をした時は本人又はその保護者に対し，療養の方法その他保健の向上に必要な指導をしなければならない」**とあります。この療養方法等の指導義務は，患者さんに対する医師の説明義務の根拠の1つでもあります。指導内容について診療録に記録するのはもちろんです。

● **医師の届出義務**：医師には次頁の [12] に示すような届出義務が課せられています。診療録に届出の内容を要約し，届出書類のコピーを保存しなければなりません。

Basic

わが国の診療は国民皆保険制度のもとで行われる保険診療が中心です。この保険診療は厚生労働省が定める「保険医療機関及び保険医療養担当規則」に従って行うことになっています。ぜひ読んでください。

（注）麻薬処方せんの交付は「麻薬及び向精神薬取締法」により厳しく制限されており，都道府県知事より麻薬施用者の免許を得た医師のみが行えます。処方せんには通常の書式に加えて，処方する医師の麻薬施用者免許番号の記載が必要です。診療録には，麻薬の薬品名，実際に用いた日時，用量を厳密に記載しなければなりません。また，診療録に記載された使用量は麻薬管理者が管理する帳簿の記載および実際に保管する量と整合しなければなりません。したがって，前回同様という意味のDoや，使用量を意味しない1Aなどと記載してはなりません。また，診療録には麻薬であることを朱筆するのが通常です。

[12] 医師の届出義務

届出を要する事項	法令	届出期間	届出先
異常死体(胎)の検案時	医師法第21条	24時間以内	所轄警察署
死体解剖時に犯罪性異状を認めた時	死体解剖法第11条	24時間以内	解剖地の警察署長
結核患者の診断時	結核予防法第22条	2日以内	保健所長
結核患者の入退院時	結核予防法第23条	7日以内	保健所長
1, 2, 3類および新感染症の疑いのある者の診断時	感染症予防法第12条	7日以内	保健所長経由知事
エイズ・梅毒・マラリアその他省令で定める患者の診断時	感染症予防法第12条	7日以内	保健所長経由知事
食中毒者, その疑い者の診断・検案時	食品衛生法第27条	24時間以内	保健所長
麻薬中毒者の診断時	麻薬及び向精神薬取締法第58条の2	速やかに	知事
麻薬の滅失等の事故時	麻薬及び向精神薬取締法第35条	速やかに	知事

守秘義務と診療録開示

　刑法第134条では,「医師, 薬剤師, 医薬品販売業者, 助産師, 弁護士, 弁護人, 公証人又はこれらの職にあった者が, 正当な理由がないのに, その業務上取り扱ったことについて知り得た人の秘密を漏らしたときは, 6月以下の懲役又は10万円以下の罰金に処する」とあります。刑法上の秘密漏洩罪は被害者による親告罪であり, 被害者の訴えによって初めて罪を論じることになりますが, 患者さんのどのような情報がいかなる被害を生じせしめるかは前もって予測不能の面もあります。そこで, 医師は患者さんの診療内容全般について秘密を守るべき義務があることになります。
　本人以外の第三者に病状を説明したり診療録をみせる場合には, 患者さんの承諾が第一に重要です。本人不在の場所で, 本人の承諾書なしに, 会社の上司や保険会社の社員に病状の説明をしたり, 診療情報を伝えたり, 書類を作成して渡すようなことがあってはなりません。本人の承諾書を保存し, 説明を求めてきた者の身分証を確認し, 伝えたり作成した書類の内容を診療録に記載する必要があります。できれば電話などで承諾書のことを本人に確かめるくらいの慎重さが必要です。

Tips
2005年に施行された「個人情報保護に関する法律」は, 大量の個人情報が電子化されて存在する中で個人のプライバシーに関する権利を保護するためのものです。この中でうたわれる個人情報の保護と診療情報の扱いについては別の項(p.54,「Ⅱ. 個人情報保護法を知る」の章を参照)であつかいます。

証拠保全

　長い年月にわたって医師として責務を果たすなかで, 患者さんやその家族がなにひとつ不満を抱くことなく診療が完遂していくのであれば問題は生じません。しかし, 医療訴訟は確実に増加しているのが事実です。
　患者さんが治療内容や結果などに疑義をもち, 訴訟を決意し, 弁護士などと相談のうえ診療録等の検証が必要だと裁判所に申し立て, 裁判所がこれを妥当だと判断すると, 民事訴訟法第234条～第242条(場合によっては刑事訴訟法第179, 180条)に従って, 診療録, 看護記録, X線写真, 手術記録, 病理記録, 検査記録など, 考えうるかぎりすべての診療にかかわる記録について「証拠保全」が行われます。手続きはきわめて迅速で, 裁判所が申立書を受けてから1週間程度で「証拠保全」の可否が決定されます。裁

判所は必要とする諸記録の内容を医療機関に伝え，その数時間後には裁判官と書記官，および患者側の弁護士が医療機関を訪問し，全記録の検証と複写をします。民事訴訟法第238条には**「証拠保全の決定に対しては，不服を申し立てることができない」**とあります。また，「証拠保全」は案件に関する裁判が成立する以前に，患者側の申請で執行されます。

> **Basic**
> 「証拠保全」の連絡があったら数時間以内にすべての記録を用意しなくてはなりません。

　裁判でどのようなことが争われるかは個々の事例によって異なりますが，記録の質，量，他の記録との整合性などが詳細に検討され，それらの記録の内容によって裁判の行方が決まることはいうまでもありません。改ざんを疑われるなど論外です。また，「書かれていない」ことについては何の弁護もできません。患者さんの利益を考えて誠心誠意診療を行ったとしても，記録にないことは行ったことにはなりません。もちろん，記録にないので医師側が有利になる，ということも起こりません。患者さんが詳細な日記を付けていたり，診療報酬請求書（レセプト）の写しを保険者から手に入れていることもあります。医療者側にのみ情報があり，そのなかから都合のよい所だけを選び出して裁判を有利に運ぶということは期待できません。

　自らが被告とならなくても，診療録が裁判資料として使われる場合があります。ここでも自分の書いた診療録が衆目にさらされ，裁判として審理の材料となるわけですから，事実が事実として過不足なく書かれていなければなりません。

　常日頃からきちんとした診療録を書くことを心がけましょう。

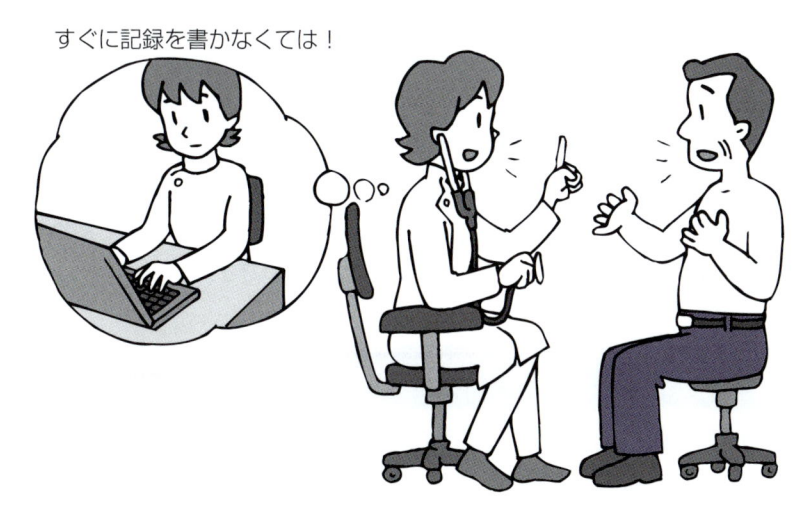

すぐに記録を書かなくては！

> **Try**
> ☐ 医師法の全文を読んでみましょう。
> ☐ 実際の診療録を例にとり，ある重大な1日の記録を紙でマスクし，「その記載がない」ことで生じる問題点を箇条書きしてみましょう。
> ☐ 患者さんの病名や病状を第三者（家族，遠い親族，会社の上司，その他具体的な相手を想定）に漏らした場合に，患者さんが受けるかもしれない被害を箇条書きしてみましょう。

診療録と情報開示

Be able to
■診療録開示の意義を理解できる。
■開示の手順を理解できる。
■医師として，よい診療録を作成することの大切さを理解できる。

診療録の開示とは

　患者さんや国民は医療の透明性を求めています。患者さんの個人情報は，本人によってコントロールされるべきである，との考えもあります。患者自らが受けた診療のすべてが診療録に記載されている以上，患者さんがこの記録を自らのものとして病との戦いに臨みたい，結果について納得したいと考えるのは当然の帰結といえます。

　患者さんが自らの診療録の閲覧，複写を求めることを**診療録開示請求**といいます。多くの病院が開示の手順と規約を定め，診療録開示を扱う委員会を設けています。開示請求に対する審査，手続きや規約の整備，医療者の教育，医療機関の整備，広報といった幅広い問題を扱うための委員会です。しかし，いずれの医療機関においても独自の規約であり，運用であるので，医師は自らの医療機関の開示がどのように行われているかを必ず知っておくべきです。

　開示を行うということは記録と診療の質が問われるということであり，必ず医療機関と医療人のさらなる飛躍につながるものです。

Try
診療録開示に関する病院の規約を読んで，手続きがどのように行われるか調べてみましょう。

診療録開示の手順 [13]

●**申請**：診療録の開示を申し込む窓口は，医事課など事務部門に設けられています。申請者は申し出て申請書を記載します。

●**申請者の確認**：担当者は，申請者が申請書に記した氏名と同一人物であることを運転免許証等で確認し，申請者が患者さん本人でない場合には規定に照合して資格を有するかどうかを確認します。患者さん本人でなければ，患者さんといかなる関係にあるかを証明する書類の提示も求めます。資格などについては後述します。

●**開示請求の理由**：申請書に開示請求の理由を記すことを求める場合もありますが，その理由によって開示を制限してはならないと考え，空欄であっても問題としないのが通例です。

Try
申請者と患者さん本人の関係を確認するにはどのような方法があるか，箇条書きにしてみましょう。

Tips
患者さんの側からみると，開示の理由を求められることが，開示を制限していると受け取れるのです。

46

[13] 一般的な開示の手順

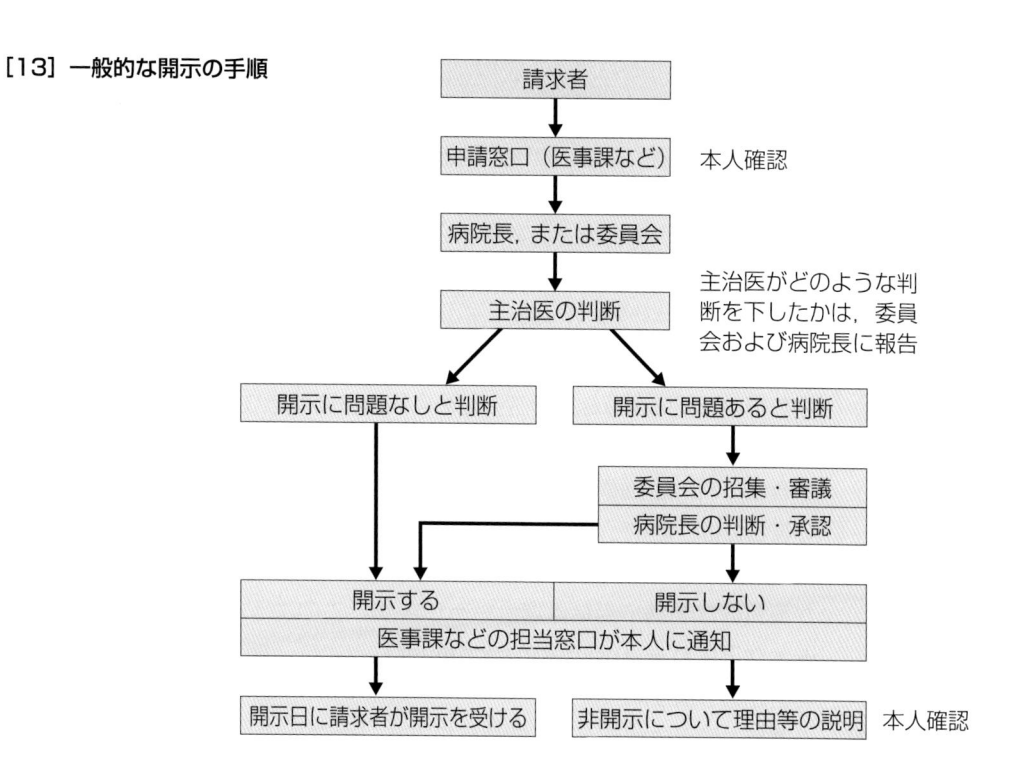

```
           請求者
             ↓
    申請窓口（医事課など）    本人確認
             ↓
       病院長，または委員会
             ↓
         主治医の判断        主治医がどのような判
          ↙    ↘           断を下したかは，委員
   開示に問題なしと判断  開示に問題あると判断   会および病院長に報告
                          ↓
                    委員会の招集・審議
                    病院長の判断・承認
          ↓           ↙      ↓
       開示する              開示しない
       医事課などの担当窓口が本人に通知
          ↓                   ↓
   開示日に請求者が開示を受ける  非開示について理由等の説明   本人確認
```

- **開示の対象となる資料**：診療の記録として扱われるものの種類は，診療録（カルテ），看護記録，手術記録，麻酔記録，病理報告書，X線写真など画像，画像診断報告書，検査結果報告書，処方せんなど，おおよそ診療のために作成された記録すべてと考えてよい。これら請求可能な資料の種類は申請書に例示されているのが通例です。また，開示しないものとして，病院の管理運営に必要な書類，医療機関外の第三者が作成した書類（紹介状）などを定めている場合もあります。
- **開示対象とする資料が作成された期間**：請求者はいつからいつまでの期間の資料について開示を求めるのかを申請書に記します。
- **申請についての審査**：医療機関の定める規約に従った申請で，主治医が同意するものであれば，申請は速やかに認められます。しかし，開示することが患者さんの利益とならない，などと主治医が開示に異議を唱える場合，これについて委員会が審査して開示の適否を決定します。開示が患者さんの不利益となるかについては非常に高度な判断となりますが，審査の公平性を保つために委員会に外部の識者を含めたり，議事録を開示請求の対象とする医療機関もあります。主治医が開示は不適切だと判断するとそのまま非開示になるようでは，委員会が適切に機能していないとみなされても仕方ありません。委員会の公平性，透明性の確保は大切です。
- **開示**：日時を定め，申請者の本人確認を行い，資料の紛失を防ぐために職員が同席して開示が行われます。主治医の関与や複写の可否については医療機関の規約により異なります。
- **非開示の理由**：申請が非開示とされた理由については，申請者に通知されます。

開示の申請者について

　本人が申請者であることを原則とします。また，本人以外が申請者である場合には，本人が承諾していること，本人の利益を損なわないことが原則です。本人以外の者に本人の承諾なしに診療情報を漏らし，本人に不利益が生じた場合は守秘義務違反として損害賠償の対象となります。

　しかし，開示について硬直した運用のみでは透明性を確保した医療として社会に認知されません。本人の承諾を得られない状況であっても，十分な注意を払い下記のような申請者を認める医療機関があります。

●**合理的判断能力を欠く患者さんに対する開示**：意思表示が不確かな幼少の患者さんや，意識障害や知能障害などのために判断力を欠く成人の患者さんの場合には，親や子，配偶者なども申請者として認められます。

●合理的判断力を欠く患者さんであって，ときには，遠い親類や内縁のものが実質的な看病に当たる場合もあります。このような看護者を**プライマリー・ケアギバー（primary caregiver）**とよび，開示請求者として認める場合があります。

●遺族も開示申請者として認められます。診療内容や結果について疑問を抱く場合の申請であるとしても，遺族の心情を思うと，診療録を開示して丁寧に説明するべきです。ただし，遺族の範囲をどのような縁者にするかの定義が必要です。また，故人のプライバシー，尊厳に触れる問題の扱いは慎重でなければなりません。

> **Basic**
> 遺族も診察録の開示請求ができます。

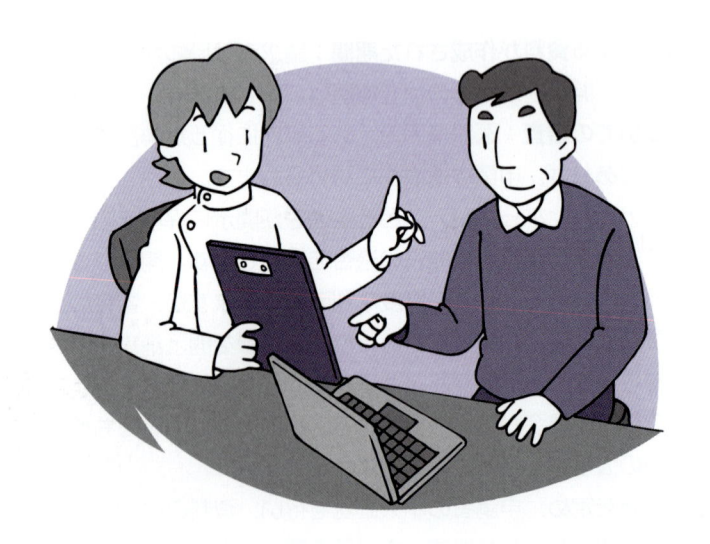

開示において注意すべきこと

- 開示請求者の身元確認は厳重に行います。相手の不快を誘うような確認であってはなりません。プライバシー保護の重要性を丁寧に伝えて運転免許証などの提示を求めればよいでしょう。
- 開示した相手，範囲，日時，同席者についての記録を残します。
- 開示請求の目的を無理に聞き出そうとする，あるいは開示を阻害するととられるような言動をしてはなりません。

開示請求を受け付けることについての広報

　厚生労働省，日本医師会ともに診療録開示の重要性を認め，広く開示が行われることを奨励しています。しかし，診療録開示を法制度として定めているわけではなく，社会に開示の意義が広く浸透しているわけでもありません。医療機関が掲示したり説明資料を配布して，診療録開示に積極的姿勢を示すことが大切です。

診療録記載についての教育

　読みやすくわかりやすい診療録，記載漏れのない診療録，他の記録と矛盾のない診療録，患者さんの尊厳を傷つけることのない診療録など，達成しなければならない課題があります。診療録の書き方をテーマとして生涯の自己研鑽が大切です。医療機関としては研修会，ピア・レビューなどを通じた教育の機会を常に設けることが大切です。

レセプトの開示とは

　患者さんが知りたいと望む診療情報の１つに**診療報酬請求書（レセプト）**があります。

　レセプトとは，患者さんの傷病名，および医療機関が施した診療行為の明細を経費とともに記したもので，毎月末に患者さんが支払った自己負担金を除く金額を保険者に請求する書類です。患者さんが自分の受けた医療の詳細と費用の関係を知る手がかりとしては非常に有力な書類となります。

　レセプトの開示は，患者さんが保険者の窓口（国民健康保険であれば居住する市町村役場の担当窓口）に出向き，請求を行うことで手続きが開始されます。保険者は医療機関に開示請求者名，対象となる患者名，レセプトの該当月を知らせ，医療機関の意見を聞いて２週間程度の間に開示します。開示の主体は保険者であるところが診療録の開示とは異なります。

　場合によっては，患者さんがレセプトの開示を済ませて診療録の開示を請求することもあります。診療報酬制度をよく理解して診療録を作成することが問われることになります。

> **Try**
> 医事課でレセプトをみせてもらい，診療録に記載された診療行為と比べてみましょう。

> **Tips**
> 患者さんが医療機関窓口でレセプトと同等の詳細な領収証を発行してもらうこともできます。

インフォームド・コンセントとの関係

医療は膨大な知識と技術の集大成であり，そのプロセスも複雑ですが，結果が約束されたものではありません。診断や治療には複数の選択肢があり，わずかな確率であっても危険を伴います。したがって，患者さんがこのことをよく理解し，患者さんの自己決定権が尊重される環境のもとで医療が行われなければなりません。医師がそのための十分な説明を行うのは当然です。

患者さんは，医師とのインフォームド・コンセントの時点では内容を理解できたと感じても，時間が経過した後にさまざまな疑問や不安がわきあがり，混乱してしまうこともあります。その結果，診療を受けることに積極的でなくなったり，診療の場から逃避したり，診療の結果に疑問を感じたりするなど，さまざまな問題へと発展することもまれではありません。これらの問題は円滑な診療の妨げとなるばかりか，ときには軋轢となって医療者と患者さんの対立をもたらしかねません。1回限りのインフォームド・コンセントでは不十分の場合もあります。折に触れて患者さんに病状や経過を説明し，インフォームド・コンセントの強化や修正のための情報共有を図ることが大切です。

もし，インフォームド・コンセントが不十分のため診療録開示請求につながるようであれば，医師としては反省すべきです。

> **Try** インフォームド・コンセントの記録をみてから患者さんにインタビューをして，どのように理解をしているか確かめてみましょう。

診療録を共有しながらの医療

開示請求という形式的な手順を踏まず，常に患者さんと医師が診療録を共有して診療を進める方法もあります。電子カルテでは，患者さんと医療チームが同じ情報を随時参照するという環境が実現可能です。患者さんと診療情報を随時共有することはインフォームド・コンセントを強化し，不安や疑問を取り除き，医療への積極的な姿勢をもたらします。

また患者さんが，予定されている処方や注射，処置や手術の内容を常に参照可能な状態であれば，医療過誤を未然に防ぐためのチェック機構が本人にまで広がることにもなり，安全管理上にも有益となります。

診療録を患者さんと常に共有することは，医療者側に緊張感を生み，診療の質の向上および記録の充実を図ることとなります。ときには患者さんが医療の結果に納得のいかない場合も生じますが，医療の透明性を確保していることが医療不信を軽減させる一助ともなります。常に診療録を患者さんに示しながら診療を進めることが近い将来には一般的になるかもしれません。

> **Try** 指導者に許可を得たうえで，病棟実習で担当している患者さんに自分の書いた診療録をみてもらいましょう。

> **Tips** 患者さん個人が情報を入力して使う電子カルテ（Personal Health Record）の試験的運用が2008年から米国クリーブランド・クリニックで始まりました。

この章のまとめ

　この章では，診療録を書くにあたっての基本的な考え方を項目に分け，説明しました。

　診療録の表紙がどのような意味をもっているかや診療録の管理について知ることは，診療記事や検査結果を記載する以上に重要です。診療録と患者さんのマッチング，保管，疾病統計の整理，診療報酬の請求にあたっては，表紙の情報が余すところなく活用されます。

　診療録の内容では「事実」,「伝える」,「信頼」が大切です。事実を5W1Hの原則に従って誰にでもわかりやすい表現で書くことが，信頼を獲得する第一歩となります。事実に基づいて科学的思考のプロセスを重ね，POMR/ SOAPとして記録することも信頼を得る方法です。信頼は事実をわかりやすく伝えることの積み重ねで得られます。一度でも裏切ると，再度信頼を獲得するためには数十倍の努力と時間が必要になります。「あの先生が書いた診療録だから大丈夫」と，関係者全員の信頼がなければチーム医療は成り立ちません。監査とピア・レビューはチーム全体が信頼を保証する仕組みですから，その元となる記録も重要となります。

　「事実」,「伝える」,「信頼」の原則はインフォームド・コンセントの場面や診療録を開示して患者さんにみていただく場合でも同様に生きてきます。

　臨床研究は医療の個人的な経験をEBMとして社会に還元するためにきわめて重要ですが，その際の資料として診療録を利用する場合にも「事実」,「伝える」,「信頼」の原則を貫いて書かれたものでなければ，研究の価値が損なわれます。

　診療記録として何を書くかは診療の内容によって決まります。記録されたことのみが診療の事実として残るのであって，記録されなかったことは行わなかったに等しいことです。訴訟に巻き込まれた場合にはこのことが厳しく問われることになります。

　診療録は法に定められた公文書であり，医療がどのような法制度のもとに成り立っているかを理解しておくことが大切です。医師法は必ず読んでおかなくてはなりません。他にも関係する法として医療法，薬事法から刑法まで幅広い理解が必要です。

　未来の診療録がどのようなものであるかを正確に予見することはできませんが，これまでの歴史を考えれば，診療録の概念，法的基盤が変わるであろうと思います。「患者の権利」が一層尊重され，診療録の記載内容にも反映されることは疑いないことです。次の第II章では個人情報保護法と診療録に

ついて学びます。
　さて第Ⅲ章は，初診の患者さんに対して行う問診と身体所見の記録について述べています。広い意味では問診からはじまる診療記録の全体がPOMRですが，問題発見のためのプロブレム・リストを作ることからPOMRがはじまると考え，第Ⅳ章に進んでからPOMRを取り上げます。この流れをわかりやすく診療録の全体構成として［14］に示します。

［14］診療録の全体構成

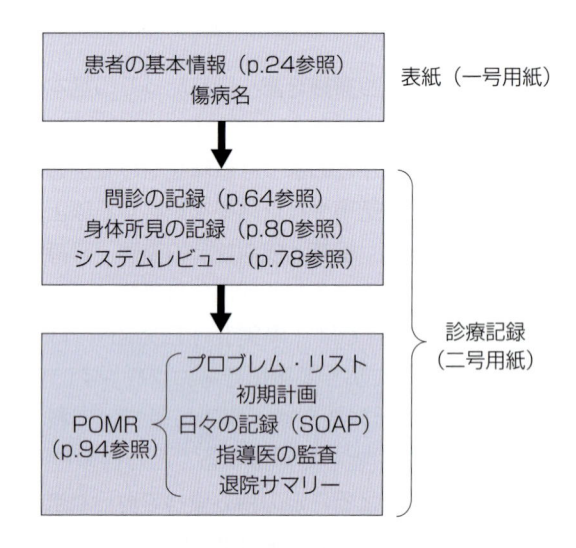

```
┌─────────────────────┐
│ 患者の基本情報（p.24参照）│  表紙（一号用紙）
│ 傷病名                │
└──────────┬──────────┘
           ↓
┌─────────────────────┐  ⎫
│ 問診の記録（p.64参照）  │  ⎬
│ 身体所見の記録（p.80参照）│ ⎬
│ システムレビュー（p.78参照）│⎬
└──────────┬──────────┘  ⎬  診療記録
           ↓             ⎬ （二号用紙）
┌─────────────────────┐  ⎬
│         ┌ プロブレム・リスト│⎬
│         │ 初期計画       │⎬
│  POMR  ⎨ 日々の記録（SOAP）│⎬
│（p.94参照）│ 指導医の監査   │⎬
│         └ 退院サマリー    │⎬
└─────────────────────┘  ⎭
```

Self Check

1. 病棟で，担当する患者さんの診療録を管理する場合に適切なものはどれか。
① 病棟の記録机の上にひとまとめに積んでおく。
② 自分の机の中にしまい，鍵を掛けておく。
③ 自分の鞄にしまい，常に持ち歩く。
④ 看護師に預ける。
⑤ 病棟の保管棚に置く。

2. 記録の訂正として望ましいものはどれか。
① 誤字は修正インクで消して正しい字に訂正する。
② 前日記載した記録の訂正について訂正日を記入する。
③ 訂正者のサインは本人しか書けない崩した書体で行う。
④ 記録の追加は診療録の行間余白に小さく書き加える。
⑤ 研修医の誤りを指導医が訂正する。

＜解答＞1. ⑤　2. ②

II

個人情報保護法を知る

個人情報保護法とは

Be able to
■個人情報保護法ができた背景を説明できる。
■個人情報とは何か説明できる。

Advance
個人情報保護法の第1章から第3章までが，個人情報保護法の基本法となります。そして第4章から第6章までは，民間事業者による個人情報の取扱いに関する一般法にあたります。

　診療参加型臨床実習では医学生が診療録を見たり記載したりします。また患者さんから得た情報をチームのメンバーにプレゼンテーションしますが，この際に「診療に関する個人情報」をどのように取扱わなくてはいけないか知っておくことは非常に重要です。医療の世界では，**「医師の守秘義務」**として守られてきたことですが，2005年4月に**あらゆる分野の事業者を対象**に**「個人情報保護法」**が全面施行されたので，この法律について概説します。

個人情報保護法ができるまで

　1970年代以後，ITの進展に伴い，さまざまな個人情報を含むデータが大量に収集され，処理され，利用されるようになると，欧州各国と米国で個人情報を保護する法律が制定されました。しかしながら，法律やガイドラインが国ごとに異なると，国際ビジネス上問題の発生が予想されるため，1980年にOECD（経済協力開発機構）は，各国の個人情報保護レベルを一定にするためのガイドラインを制定し，そのなかで個人情報保護のための8原則が示されました [1]。2001年，アメリカではEU指令に対応するため Safe Harbor 原則をEUと合意しました。わが国でも2003年5月23日に**「個人情報の保護に関する法律」**（平成15年法律第57号）が成立し，2005年4月1日から全面施行されています。わが国の個人情報保護法も**OECDの8原則**が基本になっています。

[1] OECD8原則

①収集制限の原則	適法・公正な手段②より，必要な場合には情報主体に通知あるいは同意を得て収拾されるべきである。
②データ内容の原則	利用目的に沿ったもので，かつ，正確，完全，最新にあるべきである。
③目的明確化の原則	収集目的を明確にし，データ利用は収集目的に合致するべきである。
④利用制限の原則	データ主体の同意がある場合または法律の規定による場合以外は，目的以外に使用してはならない。
⑤安全保護の原則	合理的安全保護措置により，紛失，破壊，使用，修正，開示等から保護されるべきである。
⑥公開の原則	データ収集の実施方法等を公開し，データの存在，利用目的，管理者等を明示すべきである。
⑦個人参加の原則	自己に関するデータの存在及び内容を確認させ，また異議申立てを保証するべきである。
⑧責任の原則	管理者は諸原則実施の責任を有する。

個人情報保護法制の全体像

個人情報保護法は，全部で5つの法律からなるわが国の個人情報保護制度の一つを構成しています。国と地方公共団体などの公的部門（国立病院，国立大学病院，自治体病院など）による個人情報の取扱いに関しては，別に定めがあり国や独立行政法人については，それぞれ行政機関個人情報保護法，独立行政法人等個人情報保護法が，地方公共団体については，各自治体が定める個人情報保護条例が適応されます [2]。もっともこれらの医療機関であっても，個人情報保護の精神は同一であることから，厚労省の**「医療・介護関係事業者における個人情報の適切な取扱いのためのガイドライン」**（以下ガイドライン）に十分配慮することが望ましいとされています。

> **Try** 👍
> 厚生労働分野における個人情報の適切な取扱いのためのガイドライン（http://www.mhlw.go.jp/topics/bukyoku/seisaku/kojin/dl/170805-11a.pdf）を読んでみましょう。

[2] 個人情報保護法制の体系イメージ

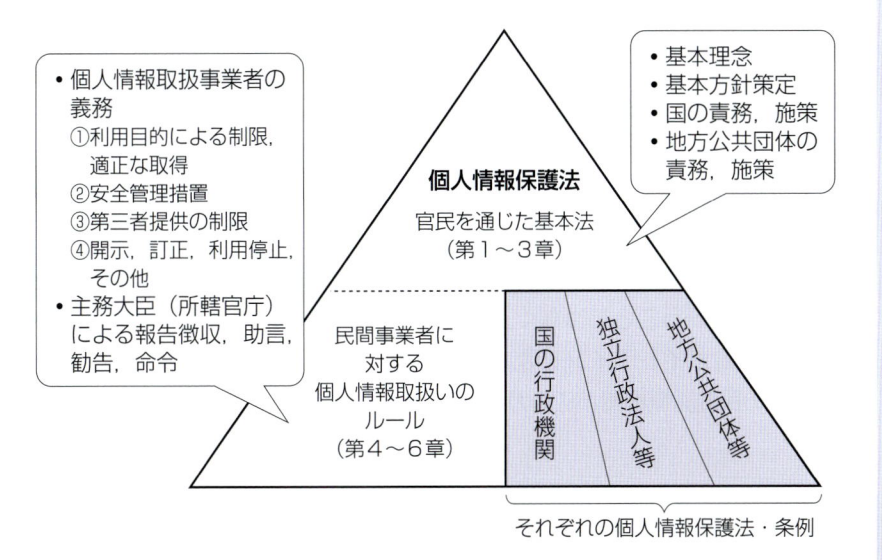

- 個人情報取扱事業者の義務
  ①利用目的による制限，適正な取得
  ②安全管理措置
  ③第三者提供の制限
  ④開示，訂正，利用停止，その他
- 主務大臣（所轄官庁）による報告徴収，助言，勧告，命令

- 基本理念
- 基本方針策定
- 国の責務，施策
- 地方公共団体の責務，施策

個人情報保護法
官民を通じた基本法
（第1～3章）

民間事業者に対する個人情報取扱いのルール
（第4～6章）

国の行政機関／独立行政法人等／地方公共団体等

それぞれの個人情報保護法・条例

個人情報の定義

Basic
防犯カメラに記録された情報や音声であっても本人を識別できるものであれば個人情報となります。また，数字と記号からなるメールアドレスやIDなど，それ自体では本人を特定できなくても，他の情報と照合することによって容易に特定の個人を識別することができれば個人情報となります。例えば，第三者にとっては個人を特定できないIDであっても，院内にIDと住所・氏名が対応づけられた情報がある場合，そのIDは個人情報となります。

Advance
診療録などに記載されている情報には，医師個人が判断・評価したものも含まれているので，患者と医師個人双方の個人情報という二面性を有する部分もあることに留意する必要があるとガイドラインでは指摘しています。

　法律で定義されている「個人情報」とは，**生存する個人に関する情報であり，当該情報に含まれる氏名，生年月日，その他の記述などにより特定の個人を識別することができるもの**（他の情報と容易に照合することができ，それにより特定の個人を識別することができることとなるものを含む）をいいます。医療機関等において個人情報保護法の対象となる「個人情報」の範囲は医療・介護関係事業者が保有する生存する個人に関する情報のうち，医療・介護関係の情報を対象とするものであり，また，診療録などの形態に整理されていない場合でも個人情報に該当します [3]。

[3] 病院における個人情報の例

情報	情報の具体例
患者基本情報	氏名，年齢，生年月日，住所，電話番号など
健康保険・福祉情報	健康保険証の写しなど
診療管理用情報	受診診療科情報，予約記録，入退院記録など
生活背景情報	喫煙歴，飲酒歴，生活歴など
医学的背景情報	妊娠分娩歴，現病歴，身体所見，診療計画など
診療記録情報	問診記録，現病歴，身体所見，診療計画など
手術・看護記録情報	手術記録，助産録，看護記録など
薬剤記録情報	調剤録，処方箋など
画像記録情報	X線写真など
指示実施記録情報	検査実施・結果，処方実施記録など
診療情報交換情報	診療情報提供書，紹介状など
診療説明・同意情報	各種説明情報，各種同意情報など
要約情報	診療要約，入退院要約など
死亡記録情報	死亡診断書，剖検記録など

個人情報取扱事業者とは

Basic
個人情報取扱事業者には営利法人のみならず非営利法人も該当しますが，一般の個人については原則として対象となりません。

Advance
医療・介護関係では主務大臣は厚生労働大臣であり，事業者には病院，診療所，助産所，薬局などの事業者のほかに，介護保健施設，老人福祉施設を経営する者や居宅サービスを行う者なども含まれます。

　個人情報保護法では**5,000件以上の個人情報**を個人情報データベースなどとして所持し事業に用いている事業者は**個人情報取扱事業者**とされ，個人情報取扱事業者が個人情報を漏らした場合や，主務大臣への報告義務などの適切な対処を行わなかった場合は，事業者に対して刑事罰が科されます。法令では識別される特定の個人の数の合計が過去6カ月以内のいずれの日においても5,000を超えない事業者（小規模事業者）は除くものとされていますが，この5,000件という数は，現在入院や通院している患者さんが5,000人ということではなく，古い診療録などの個人情報もすべて含むので，厚労省ガイドラインでは，5,000件という区別にこだわることなく，すべての民間医療機関がこのガイドラインを遵守することを求めています。

個人情報とプライバシーの関係

「プライバシー情報」と「個人情報」は，いずれも特定の個人情報の制御に関する事項ですが，**「プライバシー情報」**とは①社会一般の人たちが知らない情報であり，一般には②本人が公開を望まない，③私生活上の事実に関する情報です。一方，**「個人情報」**とは，①生存する個人の，②特定の個人が識別可能な情報であり，個人の私生活上の情報がどうであるか，公開によって本人が受ける心理的負担がどうであるかは関係ありません。個人情報保護法はあくまで個人情報というデータの保護を直接の目的としており，プライバシー保護法ではありません。プライバシーの保護は，従来どおり，民法の不法行為や刑法の名誉毀損罪などの個々の法律による保護に委ねられています [4]。

[4] プライバシーの権利と個人情報保護法との関係

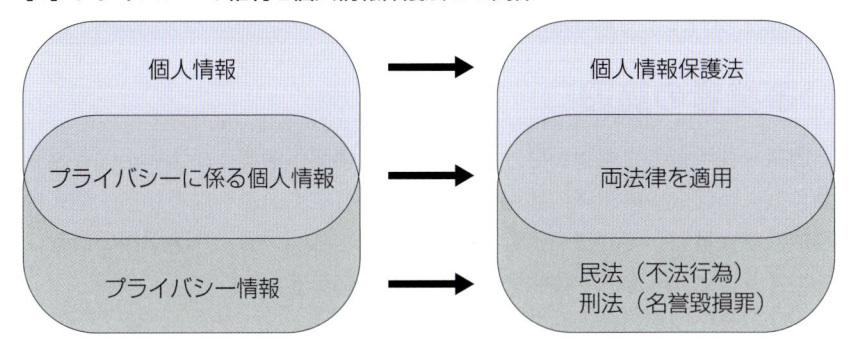

個人情報	→	個人情報保護法
プライバシーに係る個人情報	→	両法律を適用
プライバシー情報	→	民法（不法行為） 刑法（名誉毀損罪）

One Point Column

「守秘義務」と「患者の自己情報コントロール権」

　医療機関において，個人情報の保護は常に重要視されてきた。「個人の健康上の問題を取り扱う職業」である医療分野にとっては「医療業務上知り得た個人の秘密の厳守」は重要課題であり，医療における最重要な責務の1つとして捉えられ，医療に携わる人々は古来よりずっと「守秘義務」を守ってきたのである。しかし近年，「守秘義務」だけでは個人情報を保護するのに十分ではないという考え方が主流となり，個人情報保護法においてもこの考え方が基本となっている。個人情報保護法は，"個人情報の自己コントロール権"という考え方に基づいて作られている。つまり，診療情報は患者自身のもので，医療機関にもまた，医師といえども患者の了解なしに勝手に患者の診療情報を使うことはできないし，患者側からも「診療報酬請求明細書の開示」請求や「カルテ開示」の要求が提起されるようになったのである。

（羽生正宗：病・医院経営のための個人情報保護対策－解決策175例－，ビジネス教育出版社，2005．より引用）

個人情報保護法と医療機関のとるべき対応

Be able to
- 個人情報保護法の適用のしくみを説明できる。
- 個人情報保護法への医療機関の対応を概説できる。

個人情報保護法の適用範囲

◎事業者の範囲◎

患者・利用者の立場からは，どの医療・介護関係事業者が法令上の義務を負う個人情報取扱事業者に該当するかがわかりにくいことなどから，個人情報取扱事業者としての法令上の義務などを負わない医療・介護関係事業者にもガイドラインを遵守する努力が求められています。

ガイドラインが対象としている**事業者**の範囲は，
①病院，診療所，助産所，薬局，訪問看護ステーションなどの患者に対し直接医療を提供する事業者，
②介護保険法に規定する居宅サービス事業，居宅介護支援事業及び介護保険施設を経営する事業，老人福祉法に規定する老人居宅生活支援事業及び老人福祉施設を経営する事業その他高齢者福祉サービス事業を行う者，
となっています。

> **Advance**
> 医療機関等が保有する個人情報は外部委託や連携により機関の外に流れます。したがって委託を行う医療・介護関係事業者は，業務の委託に当たり，個人情報保護法に沿った対応を行う事業者を委託先として選定するとともに委託先事業者における個人情報の取扱いについて定期的に確認を行い，適切な運用が行われていることを確認するなどの措置を講ずる必要があるとされています。

◎事業者の義務事項と努力事項◎

法令では，事業者が保有する個人データに関して，**事業者に義務づけていること**と，事業者の**努力が求められていること**があります。

Ⅰ．事業者が義務付けられていること
・利用目的の特定と目的外使用の原則禁止
・利用目的の通知
・適正な取得
・安全管理措置・従業者の監督・委託先の監督
・第三者への提供の制限
・保有個人データに関する事項の公表
・保有個人データの開示
・訂正および利用停止

Ⅱ．事業者の努力が求められていること
・個人情報保護指針の作成・公表
・データ内容の正確性と最新性の確保
・本人からの求めに対し，その措置をとらない場合の本人への理由説明
・苦情の処理とその体制の整備

医療機関が実施すべきこと

　病院は，法第3条の「基本理念」に沿って，個人情報保護に関する考え方や方針に関する宣言（いわゆるプライバシーポリシーなど），個人情報の取扱いに関する明確かつ適正な規則を**策定**して，それらを対外的に**公表**することが求められています。

　また，病院が他に取り組むべき義務として，厚労省のガイドランでは次のようなものがあげられています。

① 個人情報の利用目的の特定と通知，公表
② 個人情報の適正な取得と利用目的の通知
③ 正確性の確保
④ 安全管理措置
⑤ 第三者提供の制限
⑥ 開示，訂正，利用停止の求めに対応する義務
⑦ 苦情処理の体制を整備するように努める義務

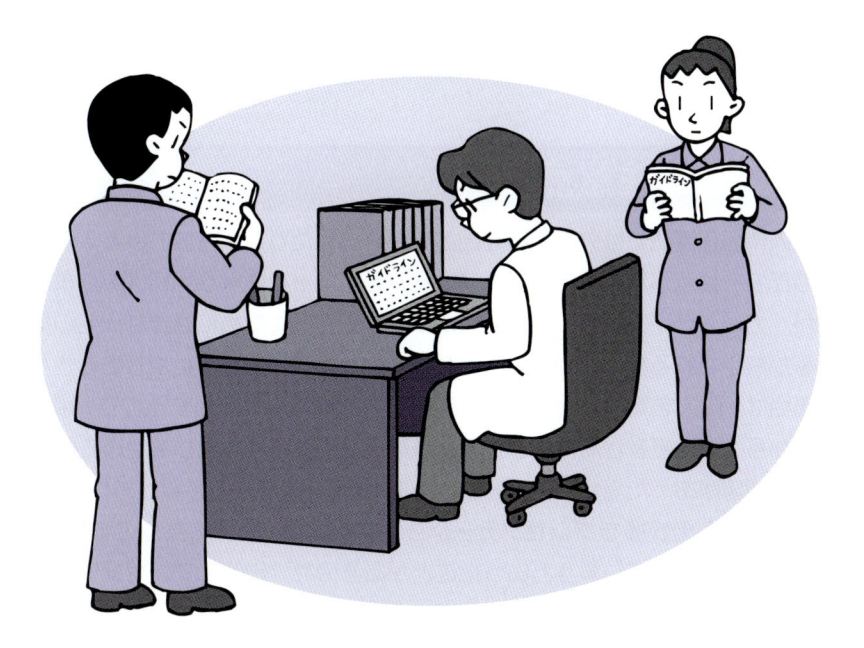

Try
臨床実習をしている医療機関に掲示されている「プライバシーポリシー」を探して読んでみましょう。

Advance
「安全管理措置」では，とくに診療記録類の保管に細心の注意を促しており，具体例として次のような項目が考えられます。
① 休診時は，診療記録類を必ず施錠場所または保管庫に保管，
② 監視の行き届かない場所（勤務室など）は必ず施錠，
③ 電子カルテなどのコンピューター管理，
④ 外来，入院診察時に，他の患者のカルテが見えないような配慮，
⑤ 個人情報保護に関する従業員からの「誓約書」の提出の勧奨，
⑥ 就業規則に個人情報保護および守秘義務に関する項目を盛り込む，
⑦ 損保会社などの「個人情報取扱事業者保険」加入の検討
（病院における個人情報保護法への対応の手引き，日本病院会より引用）

個人情報保護法と診療録記載・プレゼンテーション

Be able to
■ 診療録記載での注意事項を説明できる。
■ プレゼンテーションでの注意事項を説明できる。
■ 学会・症例発表などでの注意事項を説明できる。

診療録のあつかい

　個人情報保護法の施行により，紙の診療録が使えなくなったり，診療録の記載方法が定められるものではありません。ただし，診療録など保有個人データに該当するものについては，開示の求めがあった場合に原則として開示する必要がありますし，良質かつ適切な医療を提供する観点からは，他の医療従事者などにとっても読みやすい内容となるよう心がけるべきです。また診療録は使用した後は，机の上に内容が見えてしまうように無造作に置かない，移動中の取扱いに配慮する，従事者以外が容易に出入りできるところに診療録は保管しないといったことが重要になります。もちろん診療録の記載のためにとったメモなどに患者名などが書いてあるといった場合があるので，診療録に限らず「個人情報」が記載された書類の扱いには十分留意することが必要です。

プレゼンテーションでの注意点

　個人情報保護法では外来患者を氏名で呼び出したり，病室における入院患者の氏名を掲示したりすることは禁止されるといった誤解が当初はありましたが，ガイドラインでは「看護を的確に実施していくために必要な氏名の掲示等が禁止されるわけではありません」と書かれています。ただし患者さんの氏名は，個人を識別できる情報であり，「個人情報」に該当するので，患者さんから，他の患者さんに聞こえるような氏名による呼び出しをやめてほしい旨の要望があった場合には，医療機関は，誠実に対応する必要があります。また患者さんの状態をプレゼンテーションするときにも，大部屋の場合は，同室者にも聞こえてしまうといったことがあるので，別室でプレゼンテーションするなど患者さん本人の希望を踏まえ，個人情報の保護も含めた適切な医療を行うという観点に立って，対応可能な方法をとることが重要です。

症例を学会で発表するとき

　特定の患者・利用者の症例や事例を学会で発表したり，学会誌で報告したりする場合は，**個人情報を匿名化する**必要があります。ただし症例や事例によっては，患者数が少ない場合や顔写真を添付する場合などでは，氏名を消去しても特定の個人を識別できてしまう場合もあります。このような場合，当該症例は「個人情報」に該当するので，学会での発表などに当たっては（第三者提供に該当するので）本人の同意が必要となります。

患者・利用者の個人情報を研究に利用する場合

　この場合も情報を匿名化して「個人情報」に該当しない形で使用する場合には，個人情報保護法の適用を受けません。ただし医学研究分野に関しては，**「臨床研究に関する倫理指針」**など4つの医学研究に関する指針が策定されており，これらの指針に該当する研究は，当該指針の内容に従う必要があります。また大学病院（または大学病院の医師）が，本人から学術研究を利用目的として個人情報を取得した場合には，個人情報取扱事業者の義務等が課せられないとされています。このため，大学病院を受診する患者さんの個人情報を学術研究に利用する場合は，個人情報の利用目的の一つとして「学術研究の目的での利用」を通知・公表しておくか，学術研究の目的で利用する際に本人の同意を得る必要があります。

Basic
「個人情報の匿名化」とは，情報に含まれる氏名，生年月日，住所などを消去する（顔写真については目の部分にマスキングをする）ことなどにより特定の個人を識別できないようにすることです。

Advance
個人情報保護法では個人情報の学術研究での利用については，学術研究の自由を保障する意味から対象外とされています。しかし，ガイドラインにおいては法律の対象外ですが，「ヒトゲノム・遺伝子解析研究に関する倫理指針」，「遺伝子治療臨床研究に関する指針」，「疫学研究に関する倫理指針」，「臨床研究に関する倫理指針」などの研究の指針が関連省庁（文部科学省・厚生労働省など）で作成されているので，この指針に準拠することが必要となります。

この章のまとめ

　個人情報保護法は情報化社会の発達を背景に世界的なプライバシー保護の動きのなかで成立した制度で，個人情報を扱う事業者は医療に限らず広く適用されます。医療においては個人情報保護法ができる前から患者さんの秘密をまもることは，ヒポクラテスの誓いでも謳われていることであり，医療従事者は医療倫理の一つとして尊重してきました。しかし一方で医療は，疾患を診断し治療するためには，患者さんのプライバシーと深く関わることが要求されます。したがって診療情報は患者自身のものであり，"個人情報の自己コントロール権"という考え方をよく理解したうえで，個人情報の有効利用と個人情報の十分な保護をバランスよく保つことが重要です。

◎参考文献
1) 渡部喬一：個人情報保護法のしくみと実務対策，日本実業出版社，2004.
2) 阿部好文：医療安全キーワード50，診断と治療社，2005.
3) 羽生正宗：病・医院経営のための個人情報保護対策－解決策175例－，ビジネス教育社，2005.
4) 医療・介護関係事業者における個人情報の適切な取扱いのためのガイドライン
(http://www.mhlw.go.jp/topics/bukyoku/seisaku/kojin/dl/170805-11a.pdf)
5) 全日本病院協会個人情報保護担当委員会，編：医療現場からの疑問に答える個人情報保護法Q&A，じほう，2006.

Self Check

1. 個人情報保護に関して病院が取り組むべき義務ではないのはどれか。
① 個人情報の適正な取得
② 利用目的の通知
③ 正確性の確保
④ 第三者提供の制限
⑤ プライバシーの優先

2. 個人情報保護法で禁止されているのはどれか。
① 入院患者のベッドに患者名を表示する。
② 外来診察室で患者さんの名前を呼ぶ。
③ 名前を消したX線写真を学会で見せる。
④ 診療録を患者の同意なしで家族に見せる。
⑤ 処方せんをファクシミリで送信する。

＜解答＞1. ⑤　2. ④

Ⅲ

診療録を記載する

主訴を記載しよう

Be able to
- 主訴とはどのようなものか理解できる。
- 診療録に主訴を記載できる。

主訴とは

Tips

主訴は「病状名」か，それとも「患者さんの表現」か
主訴には「患者さんの表現」をそのまま記載するべきであるとの考え方もあります。一方，回診，検討会，学会でのプレゼンテーションや，論文としての症例報告においては，医学用語である「症状名」を主訴として用いる習慣があります。そこで診療録では，主訴には患者さんの表現に近い「症状名」を用い，現病歴（p.66）のなかで症状の性質を記載する場合には「患者さんの表現」を用いるようにするとよいでしょう。

主訴（chief complaints）とは，**患者さんが医療機関を訪れようとした直接の理由**のことです。一般的には患者さんの愁訴（自覚症状；symptoms）や身体所見（他覚所見；signs）が主訴になります [1]。愁訴とは患者さんが訴える異常な感覚であり，身体所見は病気によって身体に生じる機能や構造の変化です。身体所見は患者さん自身が気づくこともありますが，多くは医師の診察によって発見されます。

診療録へは，患者さんの表現を適切な症状名になおして記載します。適切な医学用語に当てはめにくい場合には，患者さん自身の表現か，それに近い表現で記載します。患者さんが健康診断や他の医療機関の医師の診察で身体所見や検査値の異常を指摘され，その確認や精密検査を目的として受診した場合には，その精査が主訴になります。

病名をそのまま主訴として記載することは避けましょう。ただし，前にみた医師によってすでに診断のついている病気を治療する目的で診療情報提供書（紹介状）を患者さんが持参した場合には，そこに記載された紹介目的が主訴になりますから，主訴に病名が含まれていても構いません。

主訴を書こう

主訴には，①患者さんの愁訴，②患者さんの身体所見，③健康診断で指摘された身体所見，④健康診断で指摘された検査値の異常，⑤診療情報提供書（紹介状）の紹介目的など，受診の理由を簡潔に記載します。

◆ **患者さんが訴える愁訴（自覚症状）**

[例1]「朝から胸がとても痛いのです」⟶「胸痛」
[例2]「近頃，食欲がないのです」⟶「食欲不振」

◆ **患者さんが訴える身体所見（他覚症状）**

[例3]「夕方になると両足がむくみます」⟶「両下肢の浮腫」
[例4]「家族に首が太くなったといわれました」⟶「頸部の腫脹」

[1] 主訴となりやすい愁訴と身体所見

1)	全身状態	高身長，低身長，体重増加，体重減少，肥満，るいそう，全身倦怠感，易疲労感，発熱，悪寒戦慄，不眠，全身浮腫，盗汗，口渇
2)	皮膚・毛髪・爪	皮膚瘙痒感，発疹，紅斑，多毛，脱毛，チアノーゼ，出血傾向，爪の異常
3)	頭部	頭痛，眩暈，失神，意識消失
4)	顔面	顔面浮腫，顔面紅潮，顔面蒼白，眼瞼下垂
5)	眼	視力低下，複視，視野異常，飛蚊症，羞明，眼痛，流涙過多，眼脂
6)	耳	聴力低下（難聴），耳鳴，耳痛，耳閉塞感，耳漏
7)	鼻	くしゃみ，鼻汁，鼻閉，鼻出血，嗅覚異常
8)	口腔	口臭，歯肉出血，歯肉痛，流涎，口腔内乾燥感
9)	舌	舌痛，舌のびらん・潰瘍，味覚異常，舌苔
10)	歯	歯痛，う歯，義歯
11)	咽頭	咽頭痛，嗄声，嚥下困難
12)	頸部	頸部痛，前頸部腫脹，側頸部腫脹，項部硬直
13)	乳房	乳房のしこり
14)	心血管系	胸痛・胸部圧迫感，動悸，息切れ，呼吸困難，チアノーゼ，浮腫，頻脈，徐脈，高血圧，低血圧
15)	呼吸器系	息切れ，呼吸困難，咳，痰，喀血，血痰，喘鳴，胸痛
16)	消化器系	食欲不振，おくび，胸やけ，腹部膨満，悪心，嘔吐，吐血，嚥下困難，腹痛，便秘，下痢，下血，逆流，反芻，放屁，黄疸，痔
17)	泌尿器系	排尿障害，頻尿，多尿，乏尿，無尿，残尿感，排尿痛，尿失禁，尿閉，血尿，膿尿，乳び尿，浮腫
18)	生殖器系	性器の発育異常，性器の疼痛・排膿・潰瘍，インポテンツ，月経不順，帯下，性器出血
19)	神経系	意識障害，認知症，頭痛，眩暈，耳鳴，難聴，視力障害，知覚障害，言語障害，嚥下障害，歩行障害，筋力低下・麻痺，運動失調，痙攣
20)	筋骨格系	筋痛，腰痛，関節痛，関節腫脹，跛行
21)	精神系	健忘，抑うつ，不安，情緒障害，不眠，過眠
22)	血液系	貧血，出血傾向，リンパ節腫脹，脾腫

◆健康診断で指摘された身体所見

[例5]「学校検診で心雑音を指摘された」⟶「心雑音の精査」
[例6]「住民健診で血圧が高いといわれた」⟶「高血圧の精査」

◆健康診断で指摘された検査値の異常

[例7]「住民健診の採血でGOT，GPTが高いといわれた」⟶「肝機能異常の精査」
[例8]「胸のX線写真で異常な陰があるといわれた」⟶「胸部の異常陰影」

◆前医からの診療情報提供書（紹介状）に記載された紹介目的

　患者さんが前医からの診療情報提供書（紹介状）を持参している場合，そこに記載されている紹介目的が主訴になります。身体所見や検査値の異常について精密検査を依頼する場合と，すでに診断のついた病気の治療を依頼する場合とがあります。

[例9]「頸部リンパ節腫脹の精査」
[例10]「アトピー性皮膚炎，アレルギー性結膜炎の治療」

現病歴を記載しよう

Be able to
■現病歴とはどのようなものか理解できる。
■診療録に現病歴を記載できる。

現病歴とは

Basic
5W1Hを基本に書くとよいでしょう。

　現病歴（history of present illness）は，患者さんの主訴が，いつ，どのようにして始まり，その後，どのような経過をたどって現在に至ったのか，言い換えれば，病気の発症と経過（onset and course of present illness）に関する記載です。
　現病歴は原則として，時間の経過に従って記載します。

現病歴を書こう

◆発症の日時（date of onset）

①**突然の発症**
　それまで健康であった人が，突如として発病する場合で，くも膜下出血，脳出血，心筋梗塞などでみられます。この場合，正確な時刻を特定できることが多いので，忘れずに記載しましょう。

> [例11] 2001年7月3日午後8時30分頃，突然激しい頭痛が出現した。

②**急性の発症**
　突発的ではないが，症状が始まって数日のうちにピークに達します。肺炎などの急性感染症でみられます。

> [例12] 10月3日より咳，痰が出現し，徐々に増強した。10月6日には発熱（39℃），胸痛，息切れも出現したため来院した。」

③**慢性の発症**
　症状の発現が潜在的で，顕在化するのに数カ月〜数年かかる場合です。患者さん自身，正確な年月日を憶えていないのが普通です。その場合でも，「○年○月頃」，「○月の上旬，中旬，下旬」などと記載します。関節リウマチ，膠原病などの慢性疾患がこれに当たります。

> [例13] 2000年12月頃より手指や手掌に紅斑が出現するのに気付いた。

◆発症の状況（mode of onset）
どこで何をしているときに症状が始まったのかを記載します。

> [例14]「1週間前から朝の散歩中に，なんとなく胸を押さえつけられるような感じを自覚するようになった。」

◆症状の部位（location）
症状の存在する部位を記載します。「腹痛」の場合，「心窩部」，「右季肋部」，「左季肋部」，「下腹部」のように，腹部のどの部分かを明確に示すように記載します。

> [例15]「前胸部圧迫感」，「右季肋部痛」，「左大腿内側部の疼痛」

◆症状の性質（quality）
症状の性質を具体的に表現する言葉で記載します。「痛み」なら，「締めつけられるような」，「刺すような」，「焼けつくような」，「ズキズキする」，「チクンチクンという」などと記載します。

◆症状の程度（intensity）
症状の程度は，「軽度の○○」，「中等度の○○」，「強度の○○」，「激烈な○○」などと記載します。

◆症状の持続時間（duration）
症状は持続性（絶え間なく続く）か，間欠性（無症状の時間を挟んで何度も繰り返す）か，もし持続性であるとすれば，どのくらい持続するのか（○分，○時間など），を記載します。

> [例16] 前胸部圧迫感は座って胸を叩いていたら10分ほどで消失した。

◆随伴症状
主訴のほかにどのような症状を伴うかを記載することは，診断上の有力な手掛かりになります。

> [例17] 右季肋部痛＋（発熱，黄疸）──→ 胆石症
> [例18] 発熱＋（咳嗽，喀痰）──→ 呼吸器感染症
> [例19] 発熱＋（腹痛，嘔吐，下痢）──→ 感染性胃腸炎
> [例20] 発熱＋（頻尿，排尿時痛，残尿感）──→ 尿路感染症

◆誘因，増悪因子，緩解因子
症状の引き金となるものは何か，何をすると増悪し，何をすると緩解するかを記載します。

> [例21] 上腹部痛は食事摂取によって軽減する。
> [例22] 前胸部痛は労作によって出現し，安静によって2～3分で消失した。

◆現在までの経過（course）
その症状が出現してから現在までに，軽快しつつあるのか，悪化しつつあるのか，良くも悪くもならず固定しているのか，緩解と増悪を繰り返しているのか，もし悪化しつつあるなら，その変化が急速か，緩慢か，など患者さんの症状の推移を記載します。

症状の推移を知ることにより，医師は，目前の患者さんに対して緊急の処置を施すべきか，それとも，じっくりと精密検査を進めていくべきか，判断できます。

また，症状の推移を知ることは病気の診断にも役立ちます [2]。

Tips

患者さんが時間経過どおりに話してくれないときのポイント

患者さんが必ずしも時間の経過に従って話してくれるとは限りません。そのような場合には，同じ時期の出来事は1つの段落にまとめて記載し，各段落の先頭に年月日を付けておきます。

こうすれば，後から診療録を読む人が，それぞれの段落を時間の順に並べ直して読むことが可能です。

Tips

症状の推移を予測することは，医師の重要な能力です。

[2] 症状の推移のタイプ

①発作型
　発作的に発症し，ただちに最悪の状態に陥るタイプ。
　[例] 脳出血，心筋梗塞など。
②急性感染症型
　急性に発症し，2〜3日でピークに達したのち，徐々に症状が軽減するタイプ。ときに経過とともに増悪することもある。
　[例] 急性扁桃炎，急性肺炎など。
③慢性進行型
　発病は緩徐であるが，漸次進行していくタイプ。
　[例] 悪性腫瘍，膠原病の一部，神経変性疾患など。

◆治療歴

　発病から現在までに，すでに他の医療機関を受診したことがあるか，ある場合は，どのような検査を受け，どのような診断をされ，どのような治療を受けたか，また，その効果はどうであったか，などを記載します。

　他の医療機関で実施された検査の結果を知ることは診断上参考になるだけでなく，不必要な検査の繰り返しを避けるためにも重要です。患者さんからの情報が不明確な場合は，直接，前に診た医師に問い合わせましょう。

　もし患者さんが他の医療機関で処方された治療薬を持参していたら，実物や説明書を見せてもらいましょう。また，市販薬を服用していたら，薬品名，用法，用量，期間も記載しましょう。

Try

錠剤やカプセル剤には，識別コード（数字，アルファベット，会社マーク）が刻印されています。識別コードから薬品名を調べることができます。実物の薬の包装を破って，識別コードを確かめてみましょう。

実際にはどのように記載するのか

◆記載方法

Tips

空白の時間を作らない

実際の現病歴を読んでみると，時間の経過には従っていても，複数の出来事が飛び飛びに記載されているのをよく見かけます。しかし，このような書き方では，ある出来事と次の出来事との間に空白の時間ができてしまい，その間患者さんがどう過ごし，症状がどのような状態だったのかを知ることができません。出来事と出来事の間には情報のない空白の時間を作らないように，症状はなかったのか，持続していたのか，緩解増悪を繰り返していたのか，などがわかるように記載するよう心掛けましょう。

[例23：外来診療録への現病歴の記載例1]

患　者：○○　○○，67歳，女性　　職　業：主婦
主　訴：左肩の痛み　　　　　　　　既往歴：蓄膿症の手術（21歳時）
　　　　　　　　　　　　　　　　　　　　　胃切除術＋ビルロートⅠ法再建術
家族歴：特記事項なし。　　　　　　　　　　（2007年8月29日，当院消化器外科）
現病歴：

　2008年5月頃より，左肩甲骨の内側に痛みを自覚するようになった。当院の消化器外科外来の定期受診日に主治医に相談したところ，上部消化管内視鏡検査を行われた。残胃に軽い胃炎があるが問題はないといわれた。
　同年7月頃には，左肩甲骨内側の痛みは自然に消失した。
　同年10月より，左肩に痛みを自覚するようになった。痛みはほぼ1日中持続した。重い物を持ち上げたり，左腕を使う作業によっても痛みは増強しなかった。左上肢への痛みの放散もなかった。
　同年11月5日，左肩の痛みの精査・加療のため当院総合外来を受診した。

　この患者さんは大学病院の総合外来から整形外科に紹介されました。頸部X線検査で，第5・6頸椎の椎間腔の狭小化，骨棘形成などを認め，左肩の痛みは変形性頸椎症による神経根症状と診断され，インドメタシン配合のパップ剤が処方されました。

[例24：外来診療録への現病歴の記載例2]
患　者：○○　○○，50歳，男性　　　職　業：町役場職員
主　訴：高血圧，睡眠中のいびき・無呼吸　既往歴：扁桃腺肥大（小児期）
　　　　　　　　　　　　　　　　　　　喫　煙：20本/日×30年間
家族歴：父：高血圧，母：高血圧　　　　飲　酒：機会飲酒，月1～2回
現病歴：
　2005年頃より，職員健診のたびに高血圧（140～150台/90台mmHg）を指摘されていたが，自覚症状もなく放置していた。
　2007年の秋から暮れにかけて体重が5kg増加し，血圧も160台/100台mmHgに上昇した。
　2008年1月より，飲酒後や疲労した夜に睡眠中のいびきが大きくなり，1時間に5～6回の割合で，5～15秒間にわたって呼吸が止まっていると妻に指摘されるようになった。仕事中の居眠り，居眠り運転などの経験はなかった。
　同年2月3日朝，家庭で血圧を測ったら177/116mmHgと高く，高血圧および睡眠中のいびき・無呼吸の精査・加療のため当院総合外来を受診した。

　この患者さんは，身長166cm，体重95kgと肥満があり，外来受診時の血圧は（1回目）194/133mmHg，（2回目）197/128mmHgと重症な高血圧でした。後日，終夜睡眠ポリグラフ検査で睡眠時無呼吸症候群であることが判明し，同症候群に対する治療と高血圧に対する薬物療法が開始されました。

[例25：外来診療録への現病歴の記載例3]
患　者：○○　○○，67歳，男性　職　業：無職
主　訴：前胸部絞扼感　　　　　　既往歴：高血圧（43歳～），糖尿病（54歳～）
　　　　　　　　　　　　　　　　　　　　脳梗塞
家族歴：特記事項なし。　　　　　　　　　（2001年5月24日，右不全麻痺）
　　　　　　　　　　　　　　　　　　　　（2006年6月3日，左不全麻痺）
　　　　　　　　　　　　　　　　喫　煙：20本/日×40年間（61歳～禁煙）
　　　　　　　　　　　　　　　　飲　酒：なし
現病歴：
　2008年3月より，夜，急いで布団を敷いたときなどに，突然，前胸部を絞めつけられるような感じに何度か襲われたが，そのつど，安静にしていると5分くらいで消失するので，放置していた。
　同年5月10日正午頃，昼食後，突然，前胸部の絞めつけられるような痛みが出現した。痛みは今までにない強さで，安静にしても軽快することなく続いた。
　午後3時頃ようやく痛みは消失したが，今回の痛みがいつもより強く，持続時間も長かったため，午後4時15分，精査のため当院救急外来を受診した。

　この患者さんは，来院時の血圧は176/90mmHg，脈拍数は80/分，心電図は正常洞調律，左室肥大を認めるのみで，典型的な心筋梗塞の心電図変化はみられませんでした。しかし，血液検査で白血球増多，トロポニンIの異常高値を認めたことから，急性心筋梗塞が強く示唆され，ただちに冠動脈造影が行われました。造影では左冠動脈鈍縁枝に閉塞を認め，この部位に対して経皮的冠動脈形成術（PTCA）が施行されました。

Tips

患者さんの話を聞きながら現病歴を書くのは難しい

患者さんの話を聞きながら診療録に現病歴を記載することは，ベテランの医師にとっても難しいものです。そこで，医学生や研修医のみなさんにはメモ用紙を用意することをお薦めします。はじめは，患者さんの話を聞きながらメモ用紙に現病歴を書き留めておき，後で診療録の所定の欄に清書するとよいでしょう。

Advance

患者さんの解釈モデルを記載しましょう

患者さんの解釈モデル（explanatory model）とは，患者さんからみた病気の原因，発生機序，病態生理，期待される経過，自分が望む検査や治療法などをさします。医師は，患者さんの解釈モデルと自身の臨床推論との間にどの程度の相違があるのかを理解し，そのギャップを埋めながら，患者さんとともに納得できる医療を展開する必要があります。
診療録のどこに「患者さんの解釈モデル」を記載するのかは，はっきりとは決まっていません。これまでも，「現病歴」を締めくくる文章の中で，「○○の目的で入院した」とか，「○○が心配で受診した」などと簡単には触れていました。しかし，今後はもっと積極的に，「現病歴」に病気の経過を記載したあとに，さらに1段落を設けて「患者さんの解釈モデル」を記載するとよいでしょう。

既往歴を記載しよう

Be able to
- 既往歴とはどのようなものか理解できる。
- 診療録に既往歴を記載できる。

既往歴を書こう

既往歴（past history）は，出生してから現在まで，患者さんがどのような健康状態であったか，また，どのような疾患に罹患したことがあるか，などについての記録です。すなわち，患者さんの健康状態の歴史ともいえるものです。

◆出生時の状況

出産は満期出産か早産か，正常分娩か鉗子分娩か，帝王切開か，また妊娠中の母体の疾病の有無などを記載します。

> [例26] 風疹は妊娠3カ月以内の母体が罹患すると，奇形が発生しやすくなる。
> ⟶ 先天性風疹症候群
> [例27] 糖尿病の母体からは巨大児が産まれやすくなる。

◆幼時の健康状態

出生後の発育の状況，幼時健康であったか，虚弱で病気しやすかったか，などを記載します。

◆ツベルクリン反応とBCG接種

陰性か陽性か，陽性の場合は陽転の時期。また自然陽転か，BCG接種によるものか，などを記載します。
BCG接種の有無，接種歴があればその時期を記載します。

◆その他のワクチン接種

種痘，各種予防接種の回数，方法，時期を記載します。

◆輸血，血液凝固因子製剤の投与

受けたことのある患者さんでは，その日時および量を記載します。

◆**既往の疾患**

　過去に罹患した主な病気について記載します。罹患時の年齢，どこの医療機関で，どのような治療を受け，その効果がどうであったかを記載します。

　必要があればその医療機関（医師）に電話で連絡を取り，当時の症状，検査成績，治療内容，手術法などについて尋ね，得られた情報を記載します。

　症例報告などで公表する場合は原則として某医，某病院などと記載しますが，診療録には実際の医師や病院名を記載しておきます。

◆**月経**

　初潮年齢，量および規則性，月経異常の有無，閉経年齢，不正性器出血の有無，などを記載します。

◆**結婚歴，妊娠，出産歴**

　結婚年齢，女性の場合は妊娠および出産の回数，早産，流産（自然，人工）の有無およびその回数，などを記載します。

　離婚，死別，別居の場合はその旨を記載します。

◆**嗜好品**

　①喫煙

　喫煙した期間と，その間の1日の平均喫煙量を記載します。

[例28] 20歳〜現在まで1日20本。
[例29] 25〜40歳まで1日30本，40歳〜現在まで1日10本。
[例30] 21〜52歳まで1日15本，53歳以後禁煙。

　②飲酒

　飲酒した期間と，その間の飲酒状況を記載します。

[例31] 30歳〜現在まで，日本酒1日3合。
[例32] 25歳〜現在まで，ビール350mL缶1日1本。

　③コーヒー，お茶
　④甘味類，辛いもの，
　⑤偏食傾向の有無

◆**常用薬品など**

　日常的に服用している医薬品・市販薬などがあるか，ある場合はその種類を記載します。

[例33] 睡眠導入薬，下剤，鎮痛薬，漢方薬，健康補助食品，麻薬など。

Tips

学生や研修医にとって，既往歴はどのようなことを書けばよいのか理解しにくいかもしれません。基本的には現在の病状の隠れた問題要因を明らかにするために既往歴をとる必要があると考えてください。

例えば，子供のときに喘息であった既往があれば，高血圧症の治療にβ遮断薬を用いることは禁忌です。しかし，患者さんは小児喘息だったことはすっかり忘れているかもしれないし，高血圧の治療のときに注意しなくてはいけないなど思いもよらないので，現病歴のなかでは話してくれません。既往として改めて聞くことになります。

このように，注意しなくてはならない既往歴はさまざまです。実際の症例に臨みながら指導を受けて学ぶべきことです。

外来診療録に主なチェック項目が印刷してあると，漏れなく記載できます**[例34]**。

過去に罹患した病気の治療に対して手術を受けた場合は，「いつ何の病気に対してどのような手術を受けたか」をできるだけ詳しく記載します。その際，医療機関名も記載しておくと，あとで情報を問い合わせるのに便利です。

喫煙や飲酒は現在の状況だけでなく，過去にも遡って記載します。現在は喫煙していない患者さんでも，過去に長期間の喫煙歴があって，それが病気の原因になっている場合があります。同じ患者さんの既往歴でも，記載の仕方によってずいぶんと違ったものになってきます**[例34]**。

高血圧などの慢性疾患の患者さんでは，いつ頃からどこの医療機関でどのような治療を受けているかを記載します。薬物療法を受けている場合には，その処方内容を記載します**[例35]**。

過去にあった症状で，確定診断にまで至らなかったものは，当時のエピソードを記載しておくと有益な情報になります。

Basic

チェック形式の既往歴では，単に「あり」，「なし」を記録するのではなく，「あり」の具体的内容を余白部分に書き込みます。「よい例」と「悪い例」の違いを理解できますか？

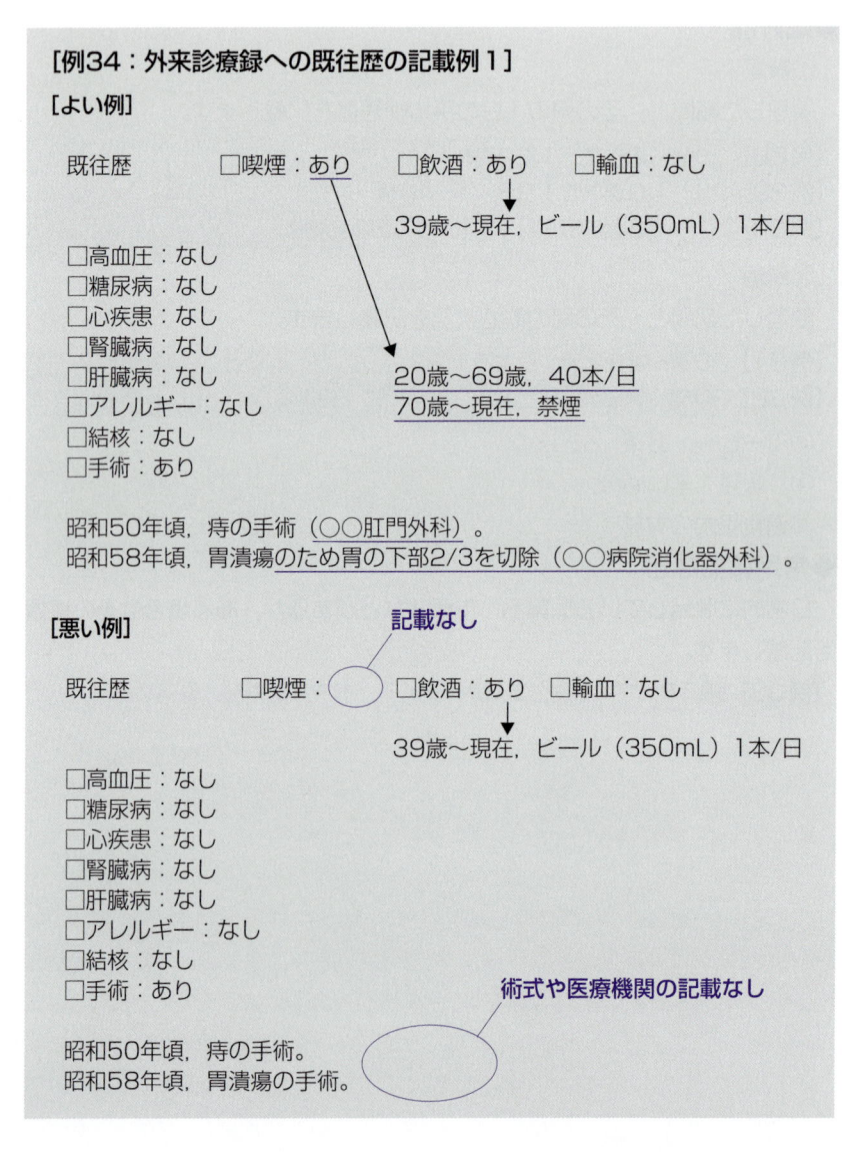

[例34：外来診療録への既往歴の記載例1]

[よい例]

既往歴　　　　□喫煙：あり　　□飲酒：あり　　□輸血：なし
　　　　　　　　　　　　　　　　　　　39歳～現在，ビール（350mL）1本/日

□高血圧：なし
□糖尿病：なし
□心疾患：なし
□腎臓病：なし
□肝臓病：なし　　　20歳～69歳，40本/日
□アレルギー：なし　70歳～現在，禁煙
□結核：なし
□手術：あり

昭和50年頃，痔の手術（○○肛門外科）。
昭和58年頃，胃潰瘍のため胃の下部2/3を切除（○○病院消化器外科）。

[悪い例]
　　　　　　　　　　　　　　　　　記載なし

既往歴　　　　□喫煙：　　　　□飲酒：あり　　□輸血：なし
　　　　　　　　　　　　　　　　　　　39歳～現在，ビール（350mL）1本/日

□高血圧：なし
□糖尿病：なし
□心疾患：なし
□腎臓病：なし
□肝臓病：なし
□アレルギー：なし
□結核：なし
□手術：あり　　　　　　　　　　　術式や医療機関の記載なし

昭和50年頃，痔の手術。
昭和58年頃，胃潰瘍の手術。

[例35：外来診療録への既往歴の記載例2]

既往歴　　　　□喫煙：あり　　　□飲酒：あり　　　□輸血：なし
　　　　　　　20歳〜現在，15本/日　　30歳〜現在，日本酒1合/日
□高血圧：あり ──────→ 7〜8年前から高血圧の治療のため○○内科
□糖尿病：なし　　　　　　　　に通院中であり，アダラートL（10mg）
□心疾患：あり ──┐　　　　　2T　分2（朝・夕食後）を服用している。
□腎疾患：なし　　│
□肝疾患：なし　　│
□アレルギー：なし└──→ 約20年前のある深夜，突然前胸部痛が出現し，
□結核：なし　　　　　　1分くらい続いたので，水を飲んだらただち
□手術：なし　　　　　　に消失した。翌日，○○病院を受診したところ，
　　　　　　　　　　　　「異型狭心症」かもしれないと言われた。
　　　　　　　　　　　　それ以来，胸痛は起こっていない。

Tips

既往歴を丁寧に書くと，現病歴と重なる部分が出てきます。それでよいのです。

家族歴を記載しよう

Be able to
■家族歴とはどのようなものか理解できる。
■診療録に家族歴を記載できる。

家族歴とは

家族歴（family history）とは家族や親族の健康状態の記録です。

家族や親族について，①現在生存していればその年齢と健康状態，もしなんらかの病気に罹患していればその病名，また，②死亡しているときはその死因と死亡時の年齢を記載します。

すでに死亡している人についてのある程度の推測はやむをえません。

記載する範囲は，通常，**父方と母方の祖父母，両親，同胞（兄弟姉妹），配偶者（夫あるいは妻），子供**などです。

遺伝性疾患がある場合には，祖父母よりさらに世代を遡ったり，伯父母，叔父母，いとこ，甥姪などについても調査し，詳細な家系図を作成します。

家系図を書こう

Tips 💡
患者さんの同居家族やキーパーソンを知ろう

患者さんは老人や子供，あるいは，身体に障害のある人や知的障害のある人かもしれません。そのような場合には，患者さんと同居し介護にあたっている家族が誰なのか，また，患者さんの今後の検査や治療の方針について医療者との話し合いに応じてくれる家族が誰なのか（キーパーソン）を知ることが大切です。

◆家系図の書き方

家系図は，年長者を左側にして，流産，死産，乳幼児死亡のものも漏れなく記載します。男性を四角（■，□），女性を丸（●，○），生存者を白色，死亡者を黒色で表記します。患者さん本人には，矢印をつけます [3]。

◆遺伝的素因のある疾患

遺伝的素因のある疾患は多数に及びます [4]。家系内に同じ症状の人を発見したことが診断の糸口になることもまれではありません。

遺伝性疾患の家系調査は，家族がその事実を隠して正確な情報を得られない場合も少なくありません。調査にあたっては家族の自尊心を最大限に尊重しましょう。

◆肝炎ウイルス・キャリア

家系内にＢ型・Ｃ型肝炎ウイルス・キャリアがいるか，また，肝疾患の多発があるかなどを記載します。

[3] 家系図の記載例

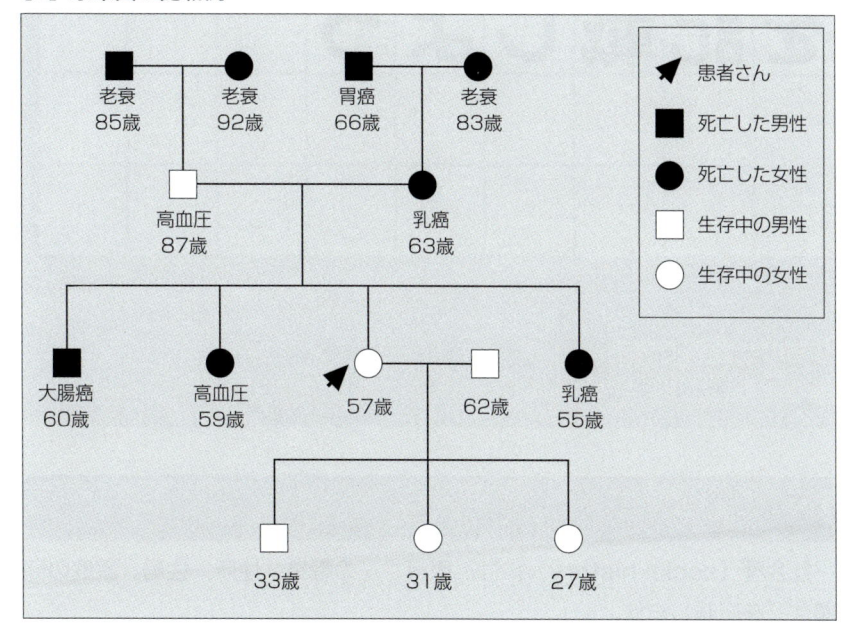

凡例:
- ➤ 患者さん
- ■ 死亡した男性
- ● 死亡した女性
- □ 生存中の男性
- ○ 生存中の女性

家系図:
- 祖父母世代(左): 老衰85歳(男) — 老衰92歳(女)
- 祖父母世代(右): 胃癌66歳(男) — 老衰83歳(女)
- 父母世代: 高血圧87歳(男) — 乳癌63歳(女)
- 同世代兄弟姉妹: 大腸癌60歳(男), 高血圧59歳(女), 57歳(女・患者さん) — 62歳(男), 乳癌55歳(女)
- 子世代: 33歳(男), 31歳(女), 27歳(女)

[4] 家系内に多発しやすい病気

1 血液疾患
 ・血友病
 ・家族性溶血性貧血

2 代謝疾患
 ・糖尿病
 ・痛風
 ・急性ポルフィリン症
 ・体質性過ビリルビン血症

3 精神疾患
 ・精神薄弱
 ・躁うつ病
 ・てんかん

4 神経筋疾患
 ・進行性筋ジストロフィー症
 ・トムセン(Thomsen)病
 ・進行性神経性筋萎縮症
 ・フリードライヒ(Friedreich)病
 ・マリー(Marie)病
 ・ハンチントン(Huntington)病

5 腎疾患
 ・嚢胞腎
 ・アルポート(Alport)症候群

6 心血管疾患
 ・肥大型心筋症
 ・本態性高血圧症
 ・脳血管障害

7 アレルギー性疾患
 ・喘息
 ・アトピー

8 膠原病

9 悪性腫瘍

Tips

神経筋疾患などの場合,症状や所見が類似しているが,遺伝型式により鑑別のできる疾患があります。丁寧に家族歴をとるために,患者さんからのみならず,患者さんの遠い親族にまで直接お話をうかがう必要が出てくることもあります。

Introduction to Clinical Medicine

社会歴を記載しよう

Be able to
■ 社会歴とはどのようなものか理解できる。
■ 診療録に社会歴を記載できる。

社会歴を書こう

Basic

社会歴には、
①患者さんの病因を探ること、
②患者さんの治療や療養に生かすこと、
の2つの意味があります。

社会歴 (social history) には，患者さんの**職業，住所，住居，家庭の問題**などを記載します。

生活上の習慣や環境は病気の発生に大きな影響を及ぼします。

◆職業（仕事内容と職場環境）

職業は単に「会社員」，「公務員」などとせず，「商事会社の経理課長」，「高校教諭」のように，職場における患者さんの立場が分かるように記載します。

職業病の診断には，仕事内容そのものや，職場環境が有力な手掛かりとなります。事務系の仕事か，肉体労働か，長時間特定の姿勢を続けているか，特定の手指だけを酷使しているか，高温多湿の職場か，有機溶剤などの特定の化学物質に接触しているか，などを記載します。職業病は現在の職業によるものとは限らず，過去の職業に起因することもあります。

[例36] 運送会社の従業員 → 腰痛
[例37] ウェブデザイナー → キーパンチャー病，頸肩腕症候群
[例38] 砂岩抗夫，石工，陶工 → 珪肺
[例39] ガラス製造工，植字工，蓄電池工 → 鉛中毒
[例40] 温度計製造工場，メッキ工場の従業員 → 水銀中毒
[例41] 放射線被爆者 → 白血病

職場や学校における人間関係の悩み，顧客とのトラブルなどは神経症の原因となるだけでなく，器質的な病気の増悪因子にもなります。

[例42]
顧客から連日のようにクレームの電話が寄せられ，対応に追われる日々が続いていた。 → 胃・十二指腸潰瘍

◆住所（地域環境）

現住所だけでなく，出生地や過去の居住地なども確認しておくとよいでしょう。海外渡航歴も記載します。とくに，公害による環境汚染地域や，寄生虫症，ウイルス感染症の流行地域に注意しましょう。

患者さんの自宅周辺に有害物質を放出する施設があるかも記載します。

> [例43] 東南アジアへの渡航歴 ⟶ ウイルス肝炎
> [例44] アフリカ，南米への渡航歴 ⟶ マラリア
> [例45] ゴミ焼却場 ⟶ ダイオキシン中毒
> [例46] 旧日本軍の毒ガス研究施設 ⟶ ヒ素中毒

◆ 住居（構造・衛生状態）

　最近の住宅は気密性が高く，換気をしないと空気が汚染されやすいとされます。建材，家具，カーテン，カーペットに含まれるホルムアルデヒドなどの揮発性有機化合物は室内の空気を汚染し，病気の原因になります。

> [例47]
> 新築した家に入居して以来，頭痛や目の痛みに悩まされている。
> ⟶ シックハウス症候群（化学物質過敏症）

◆ 家庭（家族・経済）

　配偶者の有無，家族構成，同居状況，収入などを記載します。家庭生活におけるトラブルは，患者さんにとってストレスとなり，心身症の発病の要因となります。

> [例48]
> 発病の1時間前，患者の自宅を不動産業者が訪れ，立ち退きを迫ったため口論となった。⟶ 狭心症

◆ 趣味・嗜好品

　どんな趣味をもっているかを知ることは，患者さんとのコミュニケーションを図るうえでも役立ちます。ゴルフ，麻雀などの趣味が健康上の息抜きとして役立っているか，あるいは，害となっているかに注意します。

　飲酒（酒の種類，1日量×○年間），喫煙（1日○本×○年間），食事の内容，間食の習慣についても記載しましょう（これらは既往歴の欄に記載してもよい）。

◆ 1日の過ごし方

　起床，就寝の時刻，食事の時間は規則的か，1日の仕事量，残業の程度，宴会の有無などを記載します。また，休日の過ごし方も大切です。

◆ 宗教・人生観

　わが国では宗教が問題となることは少ないですが，ときに特定の宗教が医療に対して特別な考え方をもっていることがあります。

　病名を知らせてほしいか否か，脳死と臓器移植，ターミナル・ケアに対する考え方などは，患者さんによって異なります。こうした人生観を初診時に知ることはできませんが，医師・患者関係が構築されたのちに確認しましょう。

Tips

社会歴をとることは，医師が患者さんとともに問題解決にあたるときにとても役に立ちます。治療や療養の方針を決めるときには患者さんの日常に注目をして計画を立てなくては「患者中心の医療」になりません。

システムレビューを活用しよう

Be able to
■システムレビューとはどのようなものか理解できる。
■システムレビューを上手に活用できる。

システムレビューとは

　システムレビュー（system review；系統的病歴）とは，**患者さんの全身状態について系統的に漏れなく病歴をとるシステム**をいい，医療面接の最後に行います。

　システムレビューの活用の利点は2つあります。

　①患者さんは自分の症状についてすべてを語っているとは限りません。言い忘れた症状もあるでしょうし，あえて訴えることをしなかった症状もあるでしょう。患者さんが言わなかったからといって，症状が存在しないと決め付けるのは危険です。システムレビューを活用して，患者さんが訴えなかった症状もすべて拾い上げて，次の身体診察に進むことができます。

　②システムレビューを行うことで，医師が自分の収集した情報に落ちがなかったかどうか確認することができます。

　システムレビューでは，「頭のてっぺんから足の先まで」臓器系ごとに愁訴・身体所見の有無（過去から現在まで）を確認します。

システムレビューを行う

Tips

POMR を意識した医療面接と身体診察
POMR（problem-oriented medical records）において，患者さんの抱える問題を発見するための「プロブレム・リスト（問題リスト）の作成」は最重要ステップです。プロブレム・リストを作成するのに必要な情報は，医療面接と身体診察によって収集されます。「患者さんにとって何が問題なのか」を常に考えながら医療面接と身体診察を行い，診療録に記載する習慣を身に付けることはとても大切です。

　あらかじめ**「システムレビューのためのチェックリスト」[5]** を作成しておくと，見落としなく確認できます。

◆質問は全身から各臓器へ

　まず全身状態に関する質問を行い，次いで皮膚から始まって血液系に至るまでの臓器別の主な愁訴や身体所見の有無を確認し，記録します。外来患者さんには，時間の制約があり，すべての項目について質問することは困難ですが，重要項目を抜粋して確認しましょう。

◆陰性所見こそ大切

　システムレビューで重要なことは，陽性所見を確認するだけでなく，陰性所見（pertinent negative）をも確認できることです。チェックリストには，異常のあるときは（あり）を，ないときは（なし）を記載します。

[5] システムレビューのためのチェックリスト

NO1　全身状態
- 倦怠感　　　　（　）
- 体重の変化　　（　）
- 睡眠障害　　　（　）
- 発熱　　　　　（　）
- 発汗　　　　　（　）
- 口渇　　　　　（　）

NO2　皮膚
- 発疹　　　　　（　）
- 感覚異常　　　（　）
- 疼痛　　　　　（　）
- 出血　　　　　（　）
- 毛・爪の変化　（　）
- かゆみ　　　　（　）

NO3　頭部
- 頭痛　　　　　（　）
- 失神　　　　　（　）
- 不眠　　　　　（　）

NO4　眼
- 視力低下　　　（　）
- 眼がかすむ　　（　）
- 複視　　　　　（　）
- 暗点　　　　　（　）
- 眼痛　　　　　（　）
- 眼脂　　　　　（　）
- 色覚　　　　　（　）
- 羞明　　　　　（　）

NO5　鼻
- くしゃみ　　　（　）
- 鼻汁　　　　　（　）
- 鼻閉　　　　　（　）
- 後鼻漏　　　　（　）
- 鼻出血　　　　（　）
- 嗅覚異常　　　（　）

NO6　耳
- 難聴　　　　　（　）
- 耳鳴　　　　　（　）
- 耳漏　　　　　（　）
- 耳痛　　　　　（　）
- 眩暈　　　　　（　）

NO7　口腔・咽頭
- 口内炎　　　　（　）
- 口臭　　　　　（　）
- 歯痛　　　　　（　）
- 舌痛　　　　　（　）
- 咽頭痛　　　　（　）

- 嚥下困難　　　（　）
- 唾液分泌低下　（　）
- 嗄声　　　　　（　）
- う歯　　　　　（　）
- 味覚異常　　　（　）

NO8　頸部
- 頸部圧迫感　　（　）
- リンパ節腫脹　（　）
- 嗄声　　　　　（　）
- 嚥下困難　　　（　）
- 甲状腺腫　　　（　）

NO9　胸部（乳房）
- 変形　　　　　（　）
- 乳房のしこり　（　）

NO10　心血管系
- 呼吸困難　　　（　）
  （安静時，運動時）
- 起坐呼吸　　　（　）
- 胸痛　　　　　（　）
- 動悸　　　　　（　）
- 浮腫　　　　　（　）
- チアノーゼ　　（　）
- 四肢冷感　　　（　）
- 不整脈　　　　（　）
- 心電図異常　　（　）
- 跛行　　　　　（　）

NO11　呼吸器系
- 咳嗽　　　　　（　）
- 喀痰　　　　　（　）
- 胸痛　　　　　（　）
- 呼吸困難　　　（　）
- 血痰　　　　　（　）
- 喘息　　　　　（　）
- ツ反　　　　　（　）
- 胸部異常陰影　（　）

NO12　腹部
- 食欲　　　　　（　）
- 食物のつかえる（　）
  感じ
- 腹部膨満感　　（　）
- 腹部腫瘤　　　（　）
- 腹痛　　　　　（　）
- ヘルニア　　　（　）
- 悪心　　　　　（　）
- 嘔吐　　　　　（　）
- 吐血　　　　　（　）
- 下血　　　　　（　）

- 血便　　　　　（　）
- 下痢　　　　　（　）
- 便秘　　　　　（　）
- 黄疸　　　　　（　）

NO13　背部
- 背部痛　　　　（　）
- 下部背部痛　　（　）
- 変形　　　　　（　）

NO14　性器・直腸
- 月経・閉経（女性）（　）
- 下血　　　　　（　）
- 性行為　　　　（　）
- 肛門・会陰部痛（　）
- 男性性器の異常（　）
- 性病　　　　　（　）
- 妊娠・分娩歴　（　）

NO15　泌尿器系
- 排尿困難　　　（　）
- 頻尿　　　　　（　）
- 尿量　　　　　（　）
- 残尿感　　　　（　）
- 排尿痛　　　　（　）
- 尿失禁　　　　（　）
- 尿路感染症　　（　）

NO16　筋・骨格系
- 関節・筋運動痛（　）
- 運動障害　　　（　）
- 筋力低下　　　（　）
- 浮腫　　　　　（　）

NO17　神経系
- 記憶喪失　　　（　）
- 失神　　　　　（　）
- 麻痺　　　　　（　）
- 痙攣　　　　　（　）
- 発声障害　　　（　）
- 知覚異常　　　（　）
- 疼痛　　　　　（　）
- 歩行障害　　　（　）
- 情動不安　　　（　）
- 睡眠障害　　　（　）
- 健忘　　　　　（　）

NO18　血液系
- 貧血　　　　　（　）
- 出血傾向　　　（　）
- リンパ節腫脹　（　）

Basic

システムレビューの項目は常に頭のなかに覚えておきます。問診のときだけではなく，身体診察のときにも思い起こして，陽性・陰性の修正をします。

Introduction to Clinical Medicine

身体所見を記載しよう

Be able to
■身体所見にはどのようなものがあるか理解できる。
■身体所見を表現する言葉を理解できる。
■診療録に身体所見を記載できる。

身体所見の記載とは

Tips
診察の途中で後戻りする勇気をもちましょう
身体診察を頭頸部→胸部→腹部→神経と順序どおりに進めていくと，ある段階の所見がそれ以前の段階の所見と矛盾するという事態が起こる場合があります。そのときは，躊躇しないで前段階まで戻り，その所見が正しかったかどうかを確かめます。このように，途中の段階で疑問が生じた時点で，その都度，後戻りをして確認の作業を繰り返しながら，最終段階まで診察を進めていきます。
問診→身体診察→問診（修正）の順になることも少なくありません。

Basic
全身所見，局所所見にあげた項目はすべての分野の医師に必須のものです。臨床研修の期間が終了するまでに自らの診察技術として修得しましょう。

　身体診察（physical examination）によって得られた患者さんの身体に関する情報を身体所見（physical findings）といいます。
　身体所見は①全身所見（general status）と②局所所見（specific status）の2つに大別されます。診療録には，はじめに全身所見を，次いで身体各部の局所所見を記載します。
　他の医師が読んだときに正確に理解できるように記載します。必要に応じて図に描いたり，ポラロイドやデジタルカメラの写真を貼ったりすると，理解の助けになります。
　重要な身体所見は，所見が存在する場合に「認める」や「あり」と記載するのはもちろんですが，所見が存在しない場合であっても「認めない」や「なし」と記載しましょう。

◆記載内容
●全身所見（general status）

●外観
①体格（stature）：身長（height），巨人症（gigantism），小人症（dwarfism）
②栄養（nutrition）：体重（weight），太った（obese），良好な（good），中等度（moderate），痩せ（lean or emaciation）
④姿勢（posture）：良い（excellent），悪い（poor）
③体位（position）：仰臥位（supine position）
⑤歩行（gait）：歩行障害（gait disturbance）
⑥身体運動（body movements）：振戦（tremor）
⑦体温（body temperature）：稽留熱（continuous fever），弛張熱（remittent fever），間欠熱（intermittent fever），周期的発熱（periodic fever），波状熱（undulant fever），低体温（hypothermia）

●精神状態（mental status）
①意識（consciousness）：清明（alert），傾眠（somnolence），昏迷（stupor），半昏睡（semicoma），深昏睡（deep coma）
②協調性（cooperation）：協調的（cooperative），非協調的（non-cooperative）

③見当識（orientation）：正常（well），障害（disturbed）
④知能（intelligence）：精神発達遅延（mental retardation），認知症（dementia）

● 皮膚（skin）
①色調（color）：蒼白（pale），黄疸（icteric），チアノーゼ（cyanotic），色素沈着（pigmentation）
②湿潤度（moisture）：乾燥（dry），湿潤（moist）
③発疹（eruption）：紅斑（erythema），丘疹（papule），結節（nodule），水疱（bulla），膿疱（pustule），じん麻疹（urticaria）
④体毛（hair）：貧毛（hypotrichosis），無毛（atrichia），多毛（hirsutism）
⑤出血（bleeding）
⑥その他（others）：クモ状血管腫（vascular spidor），手掌紅斑（palmar erythema），黄色腫（xanthoma），線条（striae），爪の変形（deformities of the nails）

● 局所所見（specific status）

● 頭部（skull）
①大きさ（size）：小頭症（microcephalus），大頭症（macrocephalus）
②頭髪（hair）：脱毛症（alopecia）
③位置（position）：斜頸（torticollis）

● 顔面（face）
①顔貌（facies）：無欲状顔貌（apathetic face），パーキンソン顔貌（Parkinsonian face），ハチェット顔貌（hatchet face），僧帽弁顔貌（mitral face）
②形と異常運動：顔面神経麻痺（facial nerve paralysis）
③発疹（eruption）：蝶形紅斑（butterfly rash）

● 眼（eyes）
①眼瞼（eyelids）：眼瞼下垂（ptosis），眼瞼浮腫（eyelid edema）
②眼球（eyeballs）：眼球突出（exophthalmos），眼球陥入（enophthalmos）
③結膜（conjunctiva）
　瞼結膜（conjunctiva palpebrae）：貧血様（anemic）
　球結膜（conjunctiva bulbi）：黄疸様（icteric）
④瞳孔（pupils）：正円形（circular），瞳孔不同（anisocoria）
⑤対光反射（light reflex）：迅速（prompt），遅延（sluggish），欠如（absent）
⑥輻輳反射（convergence reflex）：正常（normal），障害（impaired）
⑦眼球運動（extraocular movements）：複視（diplopia），斜視（strabismus），共同偏視（conjugate deviation），眼球振盪（nystagmus）
⑧視力（visual activity）：近視（myopia），遠視（hyperopia）
⑨視野（visual fields）
⑩眼底：乳頭浮腫（papilloedema）

● 耳（ears）
耳漏（otorrhea），聴力低下（hearing loss），ろう（聾：deafness），耳痛（otalgia），痛風結節（tophus）

● 鼻（nose）
鼻汁（nasal discharge），鼻閉（nasal obstruction），嗅覚喪失（anosmia），酒さ鼻（rhinophyma），鼻中隔（nasal septum）：穿孔（perforation），弯曲（deviation）

● 口（mouth）
①口臭（breath odor）：アセトン臭（acetone halitosis）
②口唇（lips）：腫脹（swollen），肥厚（hypertrophy），乾燥（dryness），口唇ヘルペス（herpes labialis）
③舌（tongue）：細動（fibrillation），萎縮（atrophy），舌苔（coating），巨大舌（macroglossia），白斑症（leukoplakia）
④歯肉（gingiva）：歯周囲炎（peropdpmtosis），色素沈着（pigmentation）
⑤歯（teeth）：う歯（dental caries），義歯（dental prosthesis）

⑥口腔（oral cavity）：色素沈着（pigmentation），アフタ（aphta），粘膜疹（enanthema），コプリック斑（Koplik's spots）
⑦扁桃（tonsil）：腫脹（swollen），発赤（redness），膿（pus）
⑧咽頭（pharynx）：発赤（redness），膿（pus）

● 頸部（neck）
①血管（blood vessels）：頸静脈怒張（jugular vein distension）
②気管（position of trachea）：正中（midline），右方偏位（deviation to the right）
③甲状腺（thyroid）：甲状腺腫（goiter），血管雑音（bruit）
④腫瘤（mass）：甲状舌囊胞（thyroglossal cyst）

● リンパ節（lymph nodes）
①部位（location）：後頭（occipital），耳介後（retroauricular），下顎（submaxillary），耳介前（preauricular），浅頸部（superficial cervical），後頸部（posterior cervial），下深頸部（inferior deep cervical），鎖骨上（supracravicular），腋窩（axillary），肘部表面（superficial cubital），鼠径（inguinal），膝窩（popliteal）
②大きさ（size）：リンパ節腫大（lymphadenopathy）
③性質（quality）：軟らかい（soft），硬い（hard），弾性のある（elastic），圧痛（tenderness），可動性のある（movable），癒着した（adherent），癒合した（matted），ばらばらの（discrete）

[1] 身体所見の記載例1

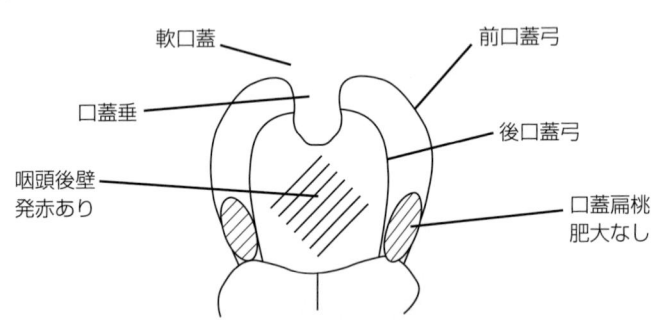

口（mouth）

軟口蓋
前口蓋弓
口蓋垂
後口蓋弓
咽頭後壁
発赤あり
口蓋扁桃
肥大なし

この患者さんは，発熱，咽頭痛，鼻汁，咳，痰などの症状を訴えて来院されました。身体診察では，咽頭後壁に発赤を認めました。口蓋扁桃の肥大（扁桃が前および後口蓋弓平面より突出している状態）は認めませんでした。

[2] 身体所見の記載例2

頸部（neck）

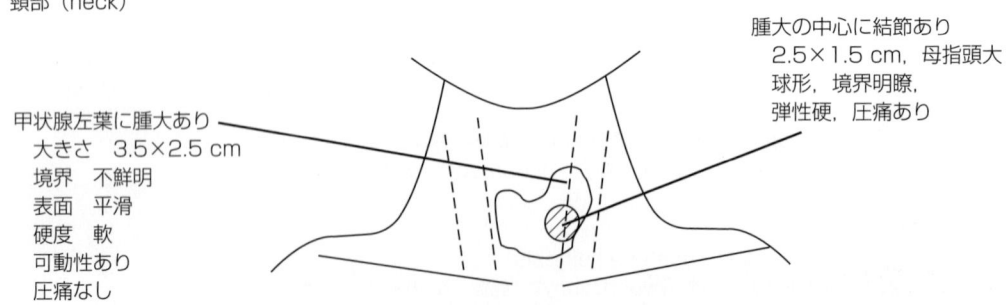

腫大の中心に結節あり
2.5×1.5 cm，母指頭大
球形，境界明瞭，
弾性硬，圧痛あり

甲状腺左葉に腫大あり
 大きさ　3.5×2.5 cm
 境界　不鮮明
 表面　平滑
 硬度　軟
 可動性あり
 圧痛なし

この患者さんは，家族から前頸下部の腫脹を指摘されて来院されました。身体診察では，甲状腺の左葉が3.5×2.5cmに腫大しており，境界は不鮮明，表面平滑で軟らかく，可動性があり，圧痛を認めました。腫大の中心には，母指頭大（2.5×1.5cm）の結節があり，境界鮮明な球形をしており，硬度は弾性硬で，圧痛を伴いました。

●乳房（breasts）
①分泌物（discharge）：乳汁分泌（lactation）
②腫瘤（mass）：陥凹（retraction），えくぼ（dimple）
③女性化乳房（gynecomastia）

●胸郭（thorax）・肺（lungs）
①視診（inspiration）
　形状（shape）：漏斗胸（funnel chest），鳩胸（pigeon chest）
　呼吸型（type of respiration）
　　胸式（costal type）
　　腹式（abdominal type）
　　胸腹式（costabdominal type）
②触診（palpitation）
　声音振盪（vocal fremitus）
③打診（percussion）
　肺肝境界（lung-liver border）
④聴診（ausclation）
　呼吸音（breath sounds）
　　肺胞呼吸音（vesicular breath sounds）
　　気管支呼吸音（bronchial breath sounds）
　　気管呼吸音（tracheal breath sounds）
　複雑音（adventitious sounds）
　　ラ音（rales, crackles）
　　　連続性ラ音（continuous rales）／乾性ラ音（dry rales）
　　　　低音性乾性ラ音（rhonchi）
　　　　高音性乾性ラ音（wheeze）
　　　断続性ラ音（crackles）／湿性ラ音（moist rales）
　　　　大水泡音（coarse crackles, large moist rales）
　　　　捻髪音（fine crackles, small moist rales）
　　　　Velcroラ音（Velcro rales）
　　胸膜摩擦音（pleural friction rub）

●心臓（heart）
①心濁音界（cardiac dullness）
②最強拍動点（point of maximum impulse）
③心音（heart sound）
　Ⅰ音（first heart sound；S1）
　　亢進（accentuated），減弱（diminished）
　Ⅱ音（second heart sound；S2）
　　亢進（accentuated），減弱（diminished）
　　正常呼吸性分裂（normal respiratory splitting）
　　病的呼吸性分裂（abnormal respiratory splitting）
　　固定性分裂（fixed splitting）
　　奇異性分裂（paradoxical splitting）
④拡張期過剰心音（diastolic extrasounds）
　房室弁解放音（opening snap；OS）
　Ⅲ音（third heart sound；S3）
　Ⅳ音（forth heart sound；S4）
　拡張早期過剰心音（early diastolic extrasounts）
⑤収縮期過剰心音（systolic extrasounds）
　駆出音（ejection sound）
　収縮期クリック（systolic click）
⑥奔馬性調律（gallop rhythm）
　前収縮期性奔馬調律（presystolic gallop rhythm）
　拡張早期性奔馬調律（early-diastolic gallop rhythm）
　拡張中期性奔馬調律（mid-diaatolic gallop rhythm）
⑦心雑音（cardiac murmurs）
　時相（phase）：収縮期（systolic），全収縮期（holosystolic），
　　拡張期（diastolic），連続性（continuous）

Basic

心臓の聴診部位の名称

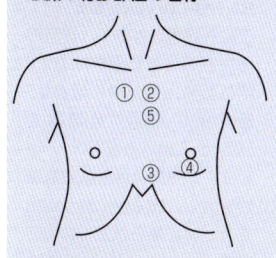

①大動脈弁領域
（aortic valve area）
胸骨右縁第2肋間を中心とする領域
②肺動脈弁領域
（pulmonary valve area）
胸骨左縁第2肋間を中心とする領域
③三尖弁領域
（tricuspid valve area）
胸骨下端部（左縁または右縁）を中心とする領域
④僧帽弁領域または心尖部
（mitral valve or apex area）
心尖拍動部または左鎖骨中線・第5肋間
⑤Erb領域（Erb area）
第3肋間胸骨左縁（3LSB, p.84[3]を参照）にあたる領域

Basic

心雑音の強度
（Levineの分類）

第Ⅰ度：聴診器をあてた最初の数秒間は聴こえず，注意深く聴診することによってのみ聞こえる最も微弱な雑音。
第Ⅱ度：微弱だが，聴診器をあてた途端に聞こえる雑音。
第Ⅲ度：第Ⅱ度と第Ⅴ度の中間で弱い雑音。振戦は触れない。
第Ⅳ度：第Ⅱ度と第Ⅴ度の中間で強い雑音。振戦を触れる。
第Ⅴ度：大きな雑音だが，聴診器を胸壁から離すと聞こえない雑音。振戦を触れる。
第Ⅵ度：聴診器を胸壁から離しても十分聞こえ，振戦を触れる。
（振戦（thrill）とは，弁の異常，心臓内の短絡血流，血管の異常などによって生じた血管の振動が胸壁に伝わり触知されるものです。胸壁に手掌や母指の付け根をあてて触知します。）

Basic

Rivero-Carvallo徴候
三尖弁疾患において，雑音の強度が呼吸性に変動すると，すなわち，吸気時に増強し，呼気時に減弱する現象をRivero-Carvallo徴候といいます．吸気時には静脈血還流が増大し，右室拍出量が増加するために雑音が強くなるのです．

音量（intensity）：Levine分類　Ⅰ度〜Ⅵ度
音調（pitch）：高調（high pitch），低調（low pitch）
音質（tone）：風の吹くような（吹鳴性，blowing），粗い（harsh），楽音様（musical），鋸を引くような（sawing），引っ掻くような（scratching），遠雷様（rumbling），灌水様（torrential）
最強点（point of maximum intensity；PMI）：第○肋間胸骨左縁（the left sternal border in the ○th interspace；○LSB），心尖部（apex）
呼吸の影響：Rivero-Carvallo徴候
⑧心膜摩擦音（pericardial friction rub）
⑨振動（thrill）

[3] 身体所見の記載例3

胸部（chest）

第3肋間胸骨左縁（3LSB）
全収縮期雑音（holosystolic murmur）
LevineⅤ度，振戦あり

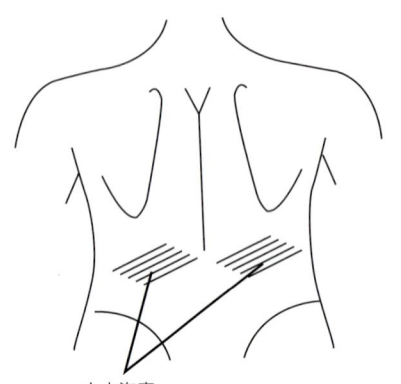

大水泡音
（coarse crackles）

この患者さんは，労作時の動悸と呼吸困難を訴えて来院されました．身体診察では，第3肋間胸骨左縁に最強点を有するLevine Ⅴ度の粗い全収縮期雑音を聴取し，振戦を触知しました．背部の聴診では両側の下肺野に大水泡音を聴取しました．

●腹部（abdomen）
①外観（shape）
　　腹壁（abdominal wall）：平坦（flat），膨隆（distension），陥凹（retraction），蛙腹（flog bely）
②膨隆血管（prominent veins）：クモ状血管腫（vascular spider），メズーサの頭（Caput Medusa）
③濁音界の移動（shifting dullness）：腹水（ascites）
④蠕動不穏（visible peristalsis）
⑤蠕動音（peristaltic sounds）：腸雑音（bowel sound），金属音（metalic sound），振水音（splashing sound）
⑥腫瘤（mass）：大きさ（size），圧痛（tenderness）
⑦反跳痛（rebound tenderness）
⑧筋性防御（defence muscularis）
⑨肝臓（liver）：肝腫大（hepatomegaly）
　　大きさ（size）：センチ（cm），横指（finger breadths；f.b.）
　　辺縁（edge）：鋭（sharp），鈍（rounded）
　　表面（surface）：平滑（smooth），不整（uneven），小結節様（fine nodular），大結節様（coarse nodular）
　　硬さ（consistency）：軟（soft），弾性硬（elastic hard），硬（hard）
⑩脾臓（spleen）：脾腫（splenomegaly），トラウベ三角（Traube's space）
⑪腎臓（kidneys）：浮球感（ballottement）
⑫ヘルニア（hernia）
⑬手術痕（operation scar），線条（striae），クモ状血管腫（vascular spider）

[4] 身体所見の記載例4

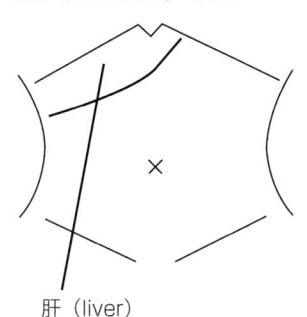

腹部（abdomen）その1

肝（liver）

右鎖骨中線（MCL）上で
肋骨弓下に3 cm
辺縁：鈍（rounded）
表面：平滑（smooth）

> この患者さんは，右季肋部の張る感じを訴えて来院されました。身体診察では，右鎖骨中線で肋骨弓下に肝を3cm触知しました。表面は平滑で，辺縁は鈍でした。

腹部（abdomen）その2

10×8 cm

脾（spleen）

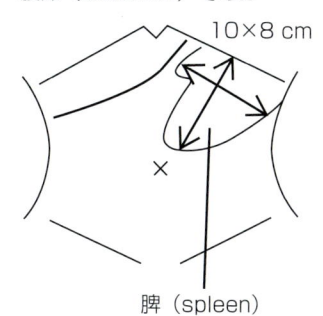

肋骨弓下に10 cm
辺縁：鈍（rounded）
表面：平滑（smooth）

> この患者さんは，他の医療機関の血液検査で血小板が少ないといわれて，精密検査の目的で来院されました。身体診察では，左肋骨弓下に脾を10cm触知しました。表面は平滑で，辺縁は鈍でした。

Basic
腹部の区分名

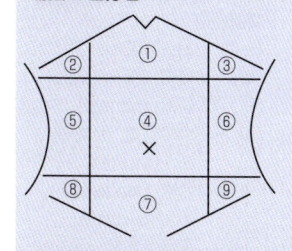

①心窩部
(epigastric region)
②右，③左季肋部
(hypochondriac region)
④臍部
(umbilical region)
⑤右，⑥左側腹部
(lumbar or flank region)
⑦下腹部
(hypogastric region)
⑧右，⑨左腸骨窩
(iliocaecal region)

●陰部（genitalia）
陰毛（pubic hair），男性化（virilism）

●骨盤（pelvis）・肛門（anus）・直腸（rectum）
痔核（hemorrhoid），痔瘻（anal fistula），裂肛（anal fissure），括約筋緊張（sphincter tone），前立腺（prostate）

●背部（back）
①変形（deformity）：側弯（scoliosis）
②肋骨脊椎角（costvertebral angle；CVA）：叩打痛（knocking pain）

●関節（joints）
①腫脹（swollen），圧痛（tenderness）
②変形（deformity）：尺側偏位（ulner deviation），スワンネック変形（swan-neck deformity），ボタン穴変形（boutonniere deformity）

●四肢（extremities）
①変形（deformity）
②浮腫（edema）：凹痕性（pitting edema），非凹痕性（non-pitting edema）
③静脈瘤（varicosities）
④末梢動脈拍動（peripheral arterial pulses）
⑤手掌紅斑（palmar erythema），レイノー現象（Raynard's phenomenon），
　手根管症候群（carpal tunnel syndrome）

●神経系（nervous system）
①髄膜刺激症状（signs of meningeal irritation）
　　項部硬直（nuchal stiffness），ケルニッヒ徴候（Kernig's sign），
　　ブルジンスキ徴候（Brudzinski's sign）
②脳神経（cranial nerves）
　　第1～第12脳神経

Basic

反射所見の記載法

深部反射
- (−)：消失 (absent)
- (±)：減弱 (diminished)
- (+)：正常 (normal)
- (++)：やや亢進 (slightly exaggerated)
- (+++)：亢進 (moderately exaggerated)
- (++++)：著明な亢進 (markedly exaggerated)

病的反射
- (↗)：陽性
- (→)：疑わしい
- (↘)：陰性

表在反射
- (+)：正常 (normal)
- (±)：減弱 (diminished)
- (−)：消失 (absent)

③言語 (speech)
　言語障害 (speech disturbance)：失声症 (aphonia), 構音障害 (dysarthria), 失語症 (aphasia), 失行症 (apraxia)

④運動系 (moter system)
　片麻痺 (hemiplegia), 不随意運動 (involuntary movements), 筋萎縮 (muscle atrophy)
　協調運動 (coordination)：ロンベルグ徴候 (Romberg sign), 指−指試験 (finger-to-finger test), 指−鼻試験 (finger-to-nose test), 踵−膝試験 (heel-to-knee test), 変換運動障害 (adiadochokinesis)

⑤知覚系 (sensory system)
　知覚鈍麻 (hypesthesia), 知覚脱失 (anesthesia), 知覚過敏 (hyperesthesia)
　表在知覚 (superficial sensation)：触覚 (touch sensation), 痛覚 (pain sensation), 温度覚 (temperature sensation)
　深部知覚 (deep sensation)：位置覚 (position sense), 振動覚 (vibratory sensation), 深部痛覚 (deep pain sensation)
　複合知覚 (combined sensation)：立体覚 (stereognosis), 二点識別覚 (two-point discrimination), 局所覚 (topognosia), 筆跡覚 (graphesthesia)

⑥反射 (reflex)
　表在反射 (superficial reflex)：角膜反射 (coroneal reflex), 咽頭反射 (pharyngeal reflex), 腹壁反射 (abdominal reflex), 挙睾筋反射 (cremasteric reflex), 足底反射 (plantar reflex)
　深部反射 (deep reflex)：眼輪筋反射 (orbicularis oculi reflex), 下顎反射 (jaw reflex), 二頭筋反射 (biceps reflex), 三頭筋反射 (triceps reflex), 橈骨反射 (radial reflex), 尺骨反射 (ulnar reflex), 膝蓋腱反射 (patellar reflex), アキレス腱反射 (Achilles tendon reflex)
　病的反射 (pathologic reflex)：ホフマン (Hoffman) 反射, トレムナー (Tromner) 反射, ワルテンベルグ (Wartenberg) 反射, バビンスキー (Babinski) 反射, チャドック (Chaddock) 反射, オッペンハイム (Oppenheim) 反射

Try

診断学との関係

疾患と身体所見には密接な関係があります。肝硬変ではどのような身体所見が現れるか，診断学の教科書でチェックしましょう。ほかに，自分で代表的疾患のリストを10個程度つくり，それぞれの疾患の身体所見を，ここにあげた全身所見と局所所見の項目に照らし合わせてみましょう。

[5] 身体所見の記載例5

反射 (reflex)

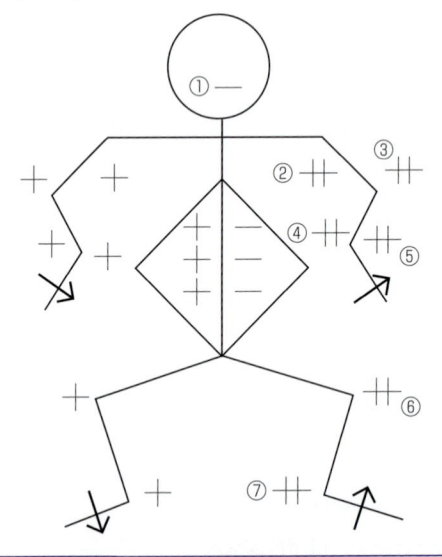

①下顎 (jaw)
②上腕二頭筋 (biceps)
③上腕三頭筋 (triceps)
④橈骨 (radial)
⑤尺骨 (ulnar)
⑥膝蓋腱 (patellar)
⑦アキレス腱 (Achilles)

この患者さんは，朝，起床直後から左半身に力が入りにくいのに気づいて来院されました。身体診察では，左半身に運動麻痺（左片麻痺）と知覚鈍麻を認めました。深部反射は上肢，下肢とも左側でやや亢進しており，病的反射も左側で陽性でした。腹壁反射は左側で消失していました。

身体所見を記載しよう

ここまでのところで，身体所見にはどのようなものがあるのか，身体所見を表現する言葉にはどのようなものがあるのかが理解できたと思います。

今度は，実際に身体所見を書いてみましょう。身体所見の記載された診療録の実例を示します。はじめの「体格・栄養（nutrition and stature）」と「バイタルサイン（vital signs）」は全身所見にあたり，それに続く「顔（face）」，「頸部（neck）」，「胸部（chest）」，「腹部（abdomen）」，「四肢（extremities）」，「神経系（the nervous system）」などは局所所見にあたります。

● 体格・栄養（stature and nutrition）
・身長（height）： **172** cm
・体重（weight）： **86** kg
・BMI（body mass index）： **29.1** kg/m² **肥満あり**

$$BMI = \frac{体重（Kg）}{[身長（m）]^2}$$

BMI	判定
〜18.5	低体重
18.5〜25.0	普通体重
25.0〜30.0	肥満1度
30.0〜35.0	肥満2度
35.0〜40.0	肥満3度
40.0〜	肥満4度

● バイタルサイン（vital signs）
・意識（consciousness）： **清明**
・血圧（blood pressure）： **184/102** mmHg
・脈拍（pulse）： **78** /min
・呼吸（respiration）： **16** /min

外来血圧140/90mmHg以上あるいは家庭血圧135/80mmHg以上を高血圧と診断します。

● 顔（face）
・瞳孔（pupils）：**φ3mm，正円，瞳孔不同なし**
・眼瞼結膜（conj. palp.）：貧血（anemia）⊖，±，+
・眼球結膜（conj. bulb.）：黄疸（icterus）⊖，±，+
・眼球突出（exophthalmus）：⊖，±，+
・咽頭（pharynx）：**咽頭後壁に発赤あり，口蓋垂は左側偏位**
・舌（tongue）：**右方偏位あり**

口蓋扁桃肥大なし

● 頸部（neck）
・リンパ節（lymphnodes）
・甲状腺腫（struma）： **なし**

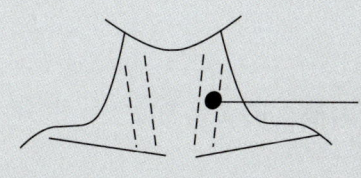

小豆大のリンパ節1個
圧痛なし
可動性あり

用紙に＋，±，−などが印刷されている場合には，該当するものを○で囲みますが，そうでない場合には，「あり」，「なし」と記載します。「−」はあとから「＋」に書きかえられる可能性があります。

●胸部（chest）胸郭の変形，左右差なし
・心尖拍動（apex impulse）：**第5肋間で左鎖骨中線より1cm外側**
・心濁音界（cardiac dullness）：**胸骨右縁，左鎖骨中線1cm外側，第2肋間**
・心音（cardiac sounds）：**Ⅰ音：正常，Ⅱ音：正常呼吸性分裂**
・心雑音（cardiac murmurs）：
・呼吸音（respiratory sounds）：**前胸壁では全肺野で肺胞呼吸音を聴取する**
・肺肝境界（lung-liver border）：**右鎖骨中線で第6肋間**

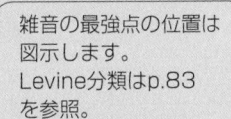

> 雑音の最強点の位置は
> 図示します。
> Levine分類はp.83
> を参照。

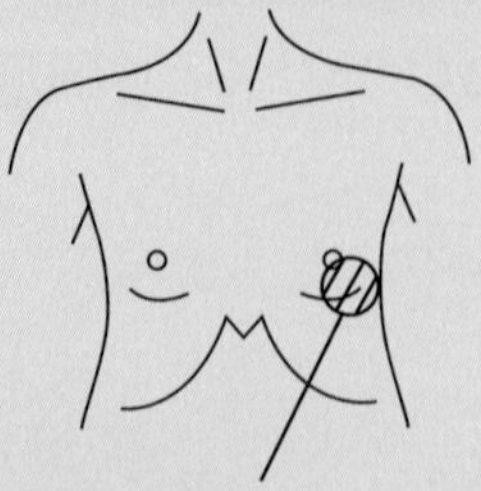

収縮期雑音
（LevineⅢ度，心尖部）

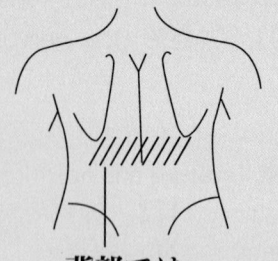

背部では
両側下肺野に
Velcroラ音を聴取する

●腹部（abdomen）
・肝（liver）：**右鎖骨中線で肋骨弓下に5cm触知する**
　　　　　　　辺縁は鈍で，圧痛なし
・脾（spleen）：**触知せず**
・腎（kidneys）：**触知せず**

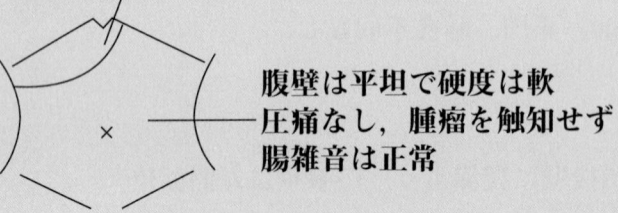

> 古くから身体所見における長さの
> 単位として「○横指」が用いられ
> ますが，手指の太さには個人差が
> あるので「○cm」と表記するほう
> がより正確です。

腹壁は平坦で硬度は軟
圧痛なし，腫瘤を触知せず
腸雑音は正常

●四肢（extremities）
・浮腫（edema）：－，±，⊕ **両側の下腿前面～足背にむくみを認める**

●神経系（the nervous system）
・精神状態（mental status）：**正常，見当識障害なし**
・言語（speech）：**構音障害あり**
・髄膜刺激症状：**項部硬直なし，Kernig徴候陰性**
・脳神経（cranical nerves）：**Ⅴ，Ⅸ，Ⅹ，Ⅻの各脳神経で右側に障害あり**
・運動系（motor）：**右上下肢の運動麻痺を認める**

- 知覚系（sensory）：**顔面を含む右半身の知覚鈍麻**
- 反射（reflexes）：
  - 表在反射（surface reflex）：**腹壁反射は右側で消失**
  - 深部反射（deep reflex）：**右上下肢とも右側で亢進**
  - 病的反射（pathologic reflex）：**右上下肢とも右側で陽性**

> 可能なら，ヒトの形を描いて，知覚鈍麻の範囲を斜線で表記するとわかりやすい。

> 病的反射の名称を書いておきましょう。

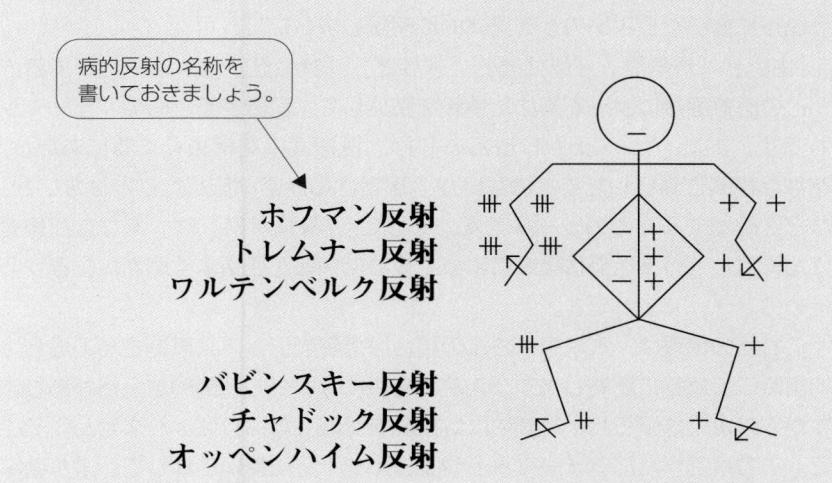

ホフマン反射
トレムナー反射
ワルテンベルク反射

バビンスキー反射
チャドック反射
オッペンハイム反射

この章のまとめ

　この章では，実際に診療録を記載するのには，何を，どの順序で，どういうふうに書いたらよいのかを具体的に解説しました。

　「主訴」，「現病歴」，「既往歴」，「家族歴」，「社会歴」は，あなたが患者さんとの医療面接によって集めた情報を整理して，記録するためのフォーマットです。また，「システムレビュー」は，医療面接を締めくくるにあたり，あなたが聞き漏らしたことはないか，患者さんが言い忘れたことはないか，などを確認するためのツールです。そして，「身体所見」は，あなたが患者さんに対して行った身体診察によって集めた情報を要領よく簡潔に記録するためのフォーマットです。

　これらの情報は，入院患者さんの場合は入院当日，外来患者さんの場合は初診時に診療録に記載します。入院の場合には多少の時間的な余裕がありますが，外来では限られた時間内に診療録を記載しなければなりません。そこで，この章で学んだフォーマットやツールを十分に使いこなして，より効率的に診療録を記載するよう心掛けましょう。

　さて，次の第Ⅳ章では，POMR（problem-oriented medical records）について取り上げます。そのなかで，患者さんの抱えるプロブレム（問題）を発見するための「プロブレム・リスト（problem list）」の作成について学びます。このプロブレム・リストを作成するときの材料，すなわち情報源にあたるのが「主訴」，「現病歴」，「既往歴」，「家族歴」，「社会歴」，「システムレビュー」，「身体所見」です。そのことを理解したうえで医療面接と身体診察を行い，そこで得られた情報をこの章で学んだ方法を用いて診療録に記載して下さい。

　なお，医療面接の技法については新基礎臨床技能シリーズ『医療面接技法とコミュニケーションのとり方』で，また，身体診察法手技と所見の表現法については同シリーズ『身体診察と基本手技』のなかで，それぞれ詳しく解説しています。熟読されることをお薦めします。

◎参考文献
1）武内重五郎：内科診断学 第16版（谷口興一，杉本恒明 改訂），南江堂，2003.
2）福井次矢，奈良信雄，編：内科診断学 第1版，医学書院，2002.
3）田崎義昭，斉藤佳雄：ベッドサイドの神経の診かた 第15版，南山堂，1994.
4）高久史麿，監：診察診断学 第1版，医学書院，1998.
5）柴田　昭，高久史麿，監：内科診断学 第1版，西村書店，1994.
6）杉本恒明，小俣政男，水野美邦，編：内科学 第8版，朝倉書店，2003.
7）Bickley LS：Bate's guide to physical examination and history taking 7th ed, Lippincott, 1999.
8）田邊政裕，編：診察と手技がみえる，第1版，メディックメディア，2005.
9）福井次矢，伊部俊子，監：ベイツ診察法，メディカル・サイエンス・インターナショナル，2008.

Self Check

1. 診療録の記載の仕方で正しいのはどれか。
① 主訴には患者さんの症状を最もよく説明すると思われる病名を記載する。
② 現病歴は時間の経過に従って記載する。
③ 既往歴に患者さんの母親が亡くなったときの病名を記載する。
④ 家族歴には患者さんと同居している家族だけを記載する。
⑤ 社会歴には患者さんの現在の職業だけを記載する。

2. 身体所見の記載の仕方で誤っているのはどれか。
① 必要に応じて図示したり，写真を貼ることができる。
② 「○○cm」の方が「○○横指」よりも正確に長さを表現できる。
③ 心雑音の強度はLevine分類を用いて表現できる。
④ 腹部診察で腫瘤を触知しなかった場合には，記載を省略できる。
⑤ 病的反射の有無は矢印を用いて表現できる。

＜解答＞1. ② 2. ④

IV

POMRを使いこなそう

POMRのどこが優れているのか

Be able to
- POMRがなぜ今重要になっているか説明できる。
- POMRの全体の構造を説明できる。

POMRの生い立ちと現状

Basic
POSは問題志向型診療システム，POMRは問題志向型診療録と翻訳されています。いずれも指向（ある方向を向いている）ではなく，志向（ある目的に向かって心を向ける）という言葉が使用されている点がポイントです。

POS（problem-oriented system）およびそれに基づくPOMR（problem-oriented medical records）はアメリカ・メイン州の小さな地域病院の医学教育の部長であったLawrence L Weed先生が考案し，レジデントの教育に使ったのが始まりです。最初はごく少数の医師が使っていただけでしたが，ハーバード大学の教授の目にとまり，Weed先生はハーバード大学の客員教授となり，ハーバード大学でも使われるようになりました。さらにアメリカ医学会の重鎮でありJonson元大統領の主治医でもあったエモリー大学の心臓病医 J Willis Hurst先生がこの方法を支持して，Weed先生と共著で『Problem Oriented System』という本を出版し，講演をして全米に広められました。

日本では聖路加国際病院名誉院長・日野原重明先生が1973年に「POS—医療と医学教育の革新のために新しいシステム」という本を出版して紹介されましたが，看護師やいくつかの新設医科大学に広がったのみで，多くの医学部や大学病院では採用はされませんでした。

Try
インターネットで医学教育モデル・コア・カリキュラム（http://www.mext.go.jp/b_menu/houdou/13/03/1igaku.pdf）を読んでみましょう。

しかしその後，医学教育の面からその重要性が再認識されて医学教育のモデル・コア・カリキュラムや卒後臨床教育の学習目標に入れられました。また厚生労働省が「保険医療分野の情報化にむけてのグランドデザイン」を発表して電子カルテを積極的に推進しているので，標準的で科学的な診療録の記載法としてPOMRは急速に普及してきています。

POMRの基本精神

POMRで重要なことは，このシステムが**「患者中心の医療」**の精神のもとにできていることです。従来の医療記録（とくに医師が書いた記録）は患者さん中心ではなく，疾患中心の記載となっていました。しかしPOMRでは病気に焦点を合わせるのではなく，その病気にかかっている患者さん自身の問題点に焦点を合わせます。

例えば消化性潰瘍を繰り返し起こす患者さんをみたときに，原因としてガストリンの過剰分泌をおこすZollinger-Ellison症候群を想起して質問し記載するのみでなく，過度のストレスになるような社会的な問題（家庭内の不和や会社での仕事上でのトラブルなど）がないか，といったことも聞いて問題（プロブレム）として取り上げるかを検討します。

　POMRシステムには作成，監査，修正の3段階があり，とくに問題を医師だけでなく，患者さんの診療に関わるチームの全員が考えるためには，**監査（audit）**が重要になります［1］。

> **Advance**
> auditとは「評価基準と実際に提供した医療ケアとを比較することによって，基準の達成度を判定し，医療の適否を判断すること」と定義され，患者さん個人の医療に対する臨床的なauditと，医療の場の水準を保つための管理的なauditの2つがあります。

[1] Weed式 POMRシステムの3段階

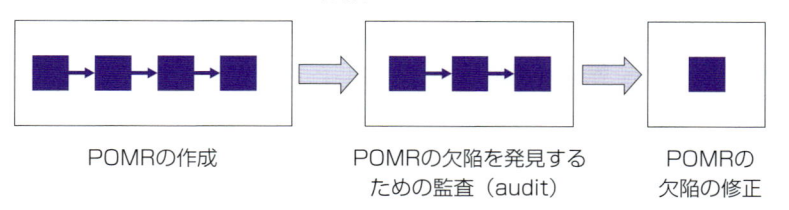

POMRの作成 → POMRの欠陥を発見するための監査（audit） → POMRの欠陥の修正

（日野原重明，井部俊子，編：JJNブックス　看護にいかすPOS，医学書院，1990．より）

診断の過程を明確にするPOMR

　POMRでは診断の過程を明確にすることができます。旧来の診療録は主治医が患者さんをみて自分で立てた仮説にあう事柄を記載し，仮説に合わないことや，重要でないと思ったことは記載せずに省いてしまう傾向がありました。したがって，後からその診療録を見た医師や看護師には最初に診た医師により選別された情報しか伝わりません。しかしPOMRでは問題解決の過程（problem solving process）が段階ごとに記録されます。問題解決の過程とは基本的には，**①情報の収集，②情報の分析（臨床推論），③問題解決のための計画の立案，④計画の実施，**の4つのステップとそのサイクルから成り立っています［2］。

[2] 臨床推論のプロセス

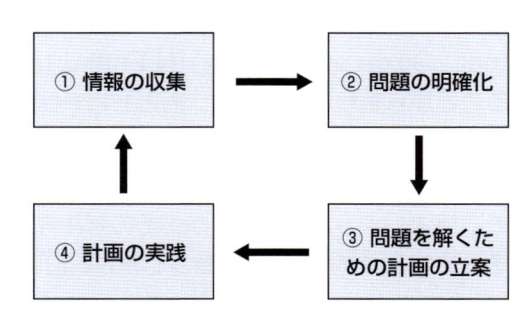

① 情報の収集 → ② 問題の明確化 → ③ 問題を解くための計画の立案 → ④ 計画の実践 → ①（サイクル）

95

Advance

問題解決，判断，意思決定を行う際に，規範的でシステマティックな計算手順（アルゴリズム）によらず，経験に頼って答えを得るための解決法としてヒューリスティック（heuristic）があります。POMRはこのヒューリスティックによって，素早く，おおまかな認知的処理をした際に起こる誤差を小さくすることにも役立ちます。

この過程を問題ごとに行うという点がPOMRでは重要です。つまり情報を集めて，臨床推論によって問題を決定し，それぞれの問題に関して初期計画をたて問題解決を行います**[3]**。このようにPOMRを使えば診断，治療や看護の計画，予後に関する予測などがどのように決定されたかが明確に示されるので，医療過誤につながりそうな点がみつかれば，それを改善することで医療過誤の頻度を少なくすることができますし，もし医療事故が裁判となったとしても正確なデータを提供できます。

[3] POMR全体の構造

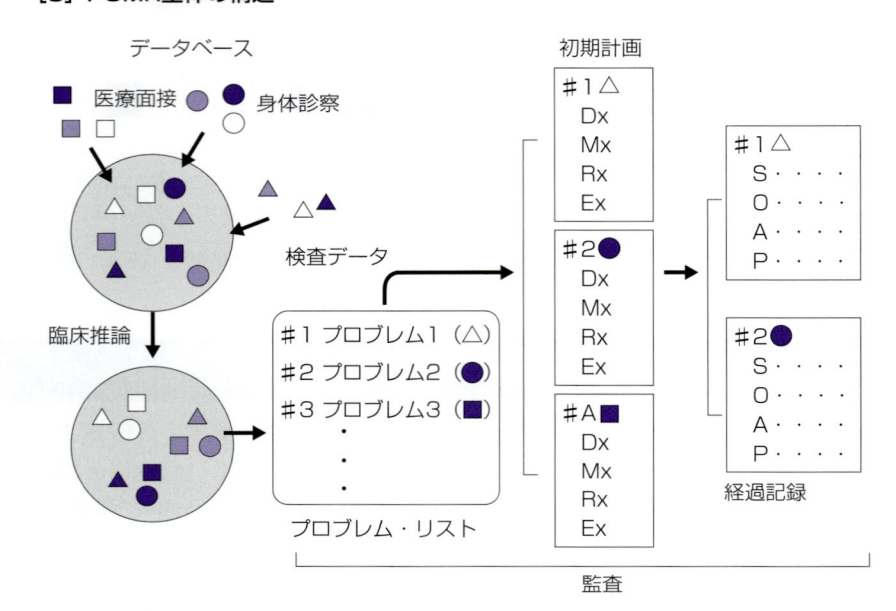

医学生の教育に有効なPOMR

Weed先生がこの方法を紹介された論文の題名が『Medical Records that Guide and Teach』(N Engl J Med, 278：652, 1968.) であることからもわかるように，もともとPOMRは研修医に患者さんの診療の仕方を教えるためのツールとして考え出されています。つまりその時点で患者さんの診療を担当している医学生や研修医がどのように問題点を把握して，解決しようとしているか，その考え方が診療録に明示されているので，それをもとにディスカッションしたり，訂正したりできるのです。従来の古典的な診療録では，わかっていることを全部書いていないということがあったので，医学生や研修医を教育するには，どの程度患者さんの病態を把握しているかまず質問してから議論を始める必要がありました。POMRではその点は省いて診療録をみながら直接教育することができます。

以上のような点を含めてHurst先生は『Ten Reasons why Laurence Weed is Right』（N Engl J Med, 284：51, 1971.）のなかで10の利点を示しておられます。
①医学生，研修医，実地医家への診療録教育
②診療録の効率性
③医師の考えの伝達
④生涯教育の推進
⑤コンピューター─医学への橋渡し
⑥グループプラクティスへの活用
⑦臨床統計研究の資料
⑧教育回診の革新
⑨従来の患者の病歴，症状の表現法の打破
⑩医師の究極目的としての高い患者のケア

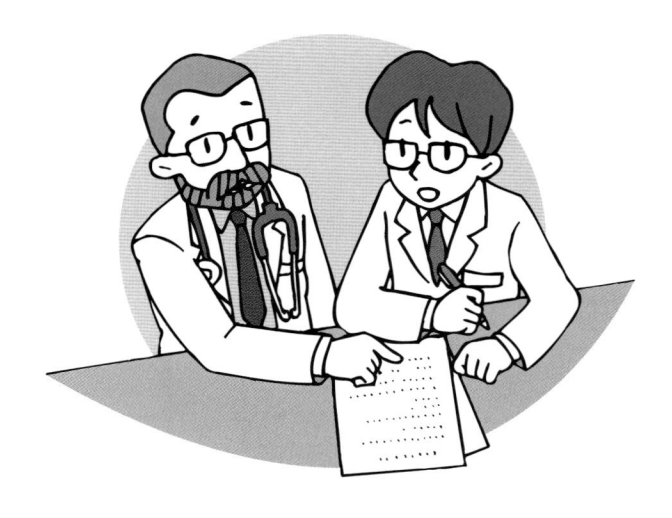

問題（プロブレム）をたてよう

Be able to
■患者中心の医療のためのプロブレムがたてられる。
■マスタープロブレムと一時的プロブレムの使い分けができる。

Tips
まだ起こっていない潜在性の問題（術後の嚥下性肺炎など）はリストには載せません。これは看護師のプロブレム・リストでよくみられる間違いですが、プロブレム・リストではなく初期計画に書くべきことです。

患者さんを診療するプロセスで最も重要なのは**「問題」〔プロブレム（problem）〕の発見**です。問題を発見するもとになるのは、①医療面接、②身体所見、③検査データで、この3つから患者さんを診断し治療していくのに必要だと思われる問題を決定し、**プロブレム・リスト（問題リスト）**に記載します。プロブレム・リストは診療録の最初に入れておきます。プロブレム・リストはちょうど本の目次の役割をもっており、ある問題がどうして取り上げられたかを知りたければ、プロブレム・リストに書かれた「記入月日」の診療録を読むとそこに記載があり、どのようにして解決したかを知りたいときは「解決月日」の診療録を読むとそこに記載があるというようになっています [4]。

[4] プロブレム・リスト

プロブレム・リスト (master problem list)

問題番号	記入月日	活動性問題 (active problems)	非活動性問題 (inactive problems)	解決月日
#1	4/12/08	浮腫 ──4/21──▶ ループス腎症		
#2	4/12/08	蛋白尿 ──4/21──▶ #1		
#3	4/12/08	顕微鏡的血尿 ──4/21──▶ #1		
#4	4/13/08	貧血 ──4/21──▶ #6		
#5	4/13/08	血小板減少 ──4/21──▶ #6		
#6	4/21/08	SLE ──────────▶		1/22/09

一時的プロブレム・リスト (provisional problem list)

問題番号	記入月日	一時的問題	解決月日
#A	4/12/08	日光過敏症の既往（?）──────▶ #6	4/21/08
#B	4/12/08	検査データの不足	4/15/08
#C	4/18/08	歯痛	4/22/08

何が問題（プロブレム）になるか

　プロブレム・リストには，患者さんを診療するうえで必要なすべての問題を記載します。POMRは医学的な診断名のみならず，患者さん自身が問題と考えておられる事柄や社会背景まで取り上げて解決しようとする点に特徴があります。本来なら，看護師や他のチームのメンバーが発見した問題も同じプロブレム・リストに載せて診療録も一緒に使用できればいいのですが，そこまでできている病院はまだわずかです。しかし医師のみが使用する診療録であっても，社会経済的な問題も取り上げるようにします。そのためには看護師の診療録も見せてもらったり，話をきいたりするといいでしょう。

◆プロブレム・リストで取り上げる項目

①すでに診断のついている病名

［例］糖尿病，高血圧症，高脂血症

②病態生理学的状態

［例］心不全，呼吸不全

③症状

［例］体重減少，動悸，胸痛

④身体所見

［例］浮腫，甲状腺腫

⑤検査値の異常

［例］AST高値，蛋白尿

⑥社会経済的問題

［例］1人暮らし，失業，単身赴任

⑦心理的問題

［例］抑うつ，ストレス

⑧重要な既往歴

［例］肺葉切除術，大腿骨人工骨頭置換術

> **Tips**
>
> **問題には「○○○の疑い」を入れてはならない**
>
> 大切なことはプロブレム・リストには記載者が理解しえたレベルでの事実のみを並べることです。
> 「心筋梗塞の疑い」といった当て推量の問題は本当の疾患を隠してしまい，正しい診断を妨げることがあるので絶対に使用してはいけません。
> 例えばあなたの受けもちの患者さんが，夜中に再び胸が苦しくなり，呼吸が困難になったとします。そこでもし診療録に「胸痛」とプロブレム・リストに書いてあれば，当直の先生は心筋梗塞以外に肺梗塞や肋間神経痛の可能性も考えに入れて診察をするでしょう。しかしもし「心筋梗塞の疑い」と書いてあると，心筋梗塞をまず考えてしまい，その他の疾患の検査は後回しになってしまいます。
> 自分の知識の範囲でもっとも正確な言葉で表現することが大切です。

1つの疾患の症状を複数の問題に分けることもある

　　病名が確定した疾患であっても重要と考えれば，症状を独立した問題にしてもかまいません。例えば肝硬変症の患者さんが黄疸，浮腫，腹水，肝性脳症，食道静脈瘤破裂などを呈したときには，**[例1]** のように肝硬変症のみを問題としても間違いではないのですが，**[例2]** のように肝硬変症とは別に特別な検査や治療を必要とし，毎日注意して観察しなくてはならないような症状は独立した問題として設定したほうが，毎日の経過記録がわかりやすく書けます。食道静脈瘤破裂に対しては，肝硬変症の検査や治療とは別に止血し，食道静脈瘤を硬化させるといった治療で非活動性問題となり，その後は肝硬変症に関して考えていけばいいことになります。

　　しかしだからといって **[例3]** のように**あまりに症状を細かく分けすぎるとかえって煩雑になってしまいます**。コツは治療により日々変化すると思われる症状や，とくに原疾患とは別に重点的に治療しなければ症状は分けて別の問題としてあげておくことです。

[例1]
間違えではない

問題番号	記入月日	活動性問題
#1	11/11/08	肝硬変症

[例2]
#1とは別に特別な検査や治療を必要とする症状は独立した問題として設定したほうがわかりやすい

問題番号	記入月日	活動性問題
#1	11/11/08	肝硬変症
#2	11/11/08	肝性脳症（#1による）
#3	11/11/08	食道静脈瘤破裂（#1による）

[例3]
細かく分けすぎるとかえって煩雑になってしまう

問題番号	記入月日	活動性問題
#1	11/11/08	肝硬変症
#2	11/11/08	黄疸（#1による）
#3	11/11/08	食道静脈瘤破裂（#1による）
#4	11/11/08	肝性脳症（#1による）
#5	11/11/08	食道静脈瘤破裂（#1による）

プロブレム・リストができたらauditを受ける

　同じ患者さんを診察しても，診る医師の知識と経験によって問題は診断名となることもあれば，症状にとどまることもあります。**大切なのは自分が現在もっている知識を最大に使って最も確かなことを問題にすることです。**チームで診療をしているときは指導医やときには他の医療職の方がプロブレム・リストをみて，より正確なものに変えるように指示してくれるかもしれません。この過程こそまさに診療参加型の臨床実習となるのです。

　例えば60歳の男性が嘔吐と意識障害で入院して，臨床実習で医学生が受けもったとします。身体診察では筋攣縮を認め胸部の聴診では心膜摩擦音を聴取し，さらに緊急検査ではBUNが100mg/dL，Kが7.0mEq/Lでした。そこで学生はそれぞれの異常を取り上げて**[例4]** のようなプロブレム・リストを作成しました。

　その後のラウンドで研修医が一緒に患者さんを診て，プロブレム・リストをauditして，**[例5]** のように変更しました。さらにこの症例は医療方針を決定するために腎生検が行われ最終的には**[例6]** のようなプロブレム・リストとなりました。しかし学生が最初に**[例4]** のようなプロブレム・リストを作成したことは決して間違いではありません。

　このように学生が書いた診療録をもとに患者さんの病態を複数のスタッフがかかわって**[例5]** から**[例6]** のように変えていくことこそが，POSの本質です。

[例4]

問題番号	記入月日	活動性問題
#1	9/2/08	BUN高値（100）
#2	9/2/08	K高値（7.0）
#3	9/2/08	筋攣縮
#4	9/2/08	心膜摩擦音
#5	9/2/08	嘔吐
#6	9/2/08	意識障害

[例5] [例4] をauditした

問題番号	記入月日	活動性問題
#1	9/2/08	BUN高値（100） →9/3→ 尿毒症
#2	9/2/08	K高値（7.0） →9/3→ #1
#3	9/2/08	筋攣縮 →9/3→ #1
#4	9/2/08	心膜摩擦音 →9/3→ #1
#5	9/2/08	嘔吐 →9/3→ #1
#6	9/2/08	意識障害 →9/3→ #1

[例6] 複数のスタッフがかかわって最終的なプロブレム・リストとなる

問題番号	記入月日	活動性問題
#1	9/2/08	BUN高値（100） →9/3→ 尿毒症 →9/15→ 膜性腎症

問題の番号と日付のつけかたには決まりがある

問題の番号は、①重要な順に付ける方法［例7］と、②時間経過に従って付ける方法［例8］がありますが、重要性を決定するのは困難なことが多いので②の方法がやりやすいでしょう。

「記入日付」（date entered）はリストにあげた日（多くは入院の日）を記載し、発生した日時を記載したいときは「発生月日」（date occured）に記載します。

> **Tips**
> 「発生月日」の欄がないときは問題の後ろに（　）で入れておきます。

［例7］重要と思われる順に並べたプロブレム・リスト

問題番号	記入月日	活動性問題	非活動性問題
#1	9/15/08	2型糖尿病（2000）	
#2	9/15/08	糖尿病に対する知識不足	
#3	9/15/08	肥満（1990）	
#4	9/15/08	喫煙（1984）	
#5	9/15/08		虫垂切除術（1991）
#6	9/15/08	1人暮らし	

［例8］時間経過に従って並べたプロブレム・リスト

問題番号	記入月日	活動性問題	非活動性問題
#1	9/15/08	喫煙（1984）	
#2	9/15/08	肥満（1990）	
#3	9/15/08		虫垂切除術（1991）
#4	9/15/08	2型糖尿病（2000）	
#5	9/15/08	糖尿病に対する知識不足	
#6	9/15/08	1人暮らし	

問題は一度決めたらそれで終わり、ではない

新しいデータが得られて確定診断がついたり、よりはっきりした病態がわかったときにはプロブレム・リストは変更され、進展したり統合されたりします。その場合、**前の問題は消さないでその項目に矢印をつけ新しい問題がその番号を引き継ぐようにします**［例9］。もしいくつかの問題が1つの問題で説明できるようになったときはその問題をすべて1つの問題に集め、以後の経過記録（SOAPノート）では古い番号は使用しないことになります。また、まったく新しい問題が起こったときは、新しい番号をつけてリストに加えます。

ある問題が治療や他のことで解決したときは「→」を非活動性問題の欄に引いて「解決月日」に日付を記入し，その日付のSOAPノートには非活動性問題としたアセスメントを記載します。したがってリストは入院時で固定したものではなく，常に見直して患者さんの最新の状況を把握できるようにしなくてはいけません。

[例9]

問題番号	記入月日	活動性問題	非活動性問題	解決月日
#1	10/10/08	発熱 ──10/15→ 結核 ────→		12/05/08
#2	10/10/08	右腋下リンパ節腫大 ──10/15→ #1		
#3	10/10/08	体重減少 ──10/15→ #1		
#4	10/12/08	鉄欠乏性貧血		

既往歴が全部非活動性問題（inactive problem）ではない

　すでに解決している問題でも患者さんの現在の疾病の診療に関係してくるかもしれないと思われる問題は非活動性問題として取り上げます。薬物アレルギーや合併症が起こる可能性のある過去の手術，再発しやすい疾患などですが，どれを取り上げるかは臨床の経験が重要となるので，まず自分で書いてみてから，指導医のauditを受けましょう。

[例10]

問題番号	記入月日	活動性問題	非活動性問題
#1	12/3/08	肝硬変症（1998）	
#2	12/3/08	血小板減少症（2004）	
#3	12/3/08	肥満（2001）	
#4	12/3/08	気管支肺炎	
#5	12/3/08		ペニシリンアレルギー（1980）
#6	12/3/08		肺結核（1970）
#7	12/3/08		十二指腸潰瘍（1990）

一時的プロブレム・リストをうまく使おう

Tips

学生や研修医のうちは，不眠，便秘，頭痛など，重要かどうか判断できないような患者の訴え，肝臓がわずかに触れるといった意味づけのわからない異常な身体所見・検査値の異常値も，メモのように「一時的プロブレム・リスト」に記載しておき，そのなかからプロブレム・リストにあげる項目がないか毎日注意して観察します。また指導医にこのリストを見せてどうすればよいか相談するのもよいでしょう。このようにauditしてもらうことで，problem solvingの技法が学べます。

プロブレム・リストにはマスタープロブレム・リスト（master problem list）のほかに**一時的プロブレム・リスト（provisional problem list）**をつけることがあります。これは成書にはあまり記載されていませんが，初学者には非常に有用です。学生や研修医は患者さんの問題の発見はできても，それを統合するまでの知識はないことが多いので，みつけた問題をすべてプロブレム・リストに掲載すると［例3］や［例4］のような長いリストができてしまいます。そこでまだ重要な問題か否かは判断できないような症状・症候・異常値は，一応一時的プロブレム・リストに記載しておいて経過をみます。なお問題番号はアルファベットなどを使い，マスタープロブレム・リストとは分けておきます。なかには重要な問題となりプロブレム・リストに上がる問題もありますが，はっきりした原因がわからないまま消失する問題もあります［例11］。

［例11］

プロブレム・リスト

問題番号	記入月日	活動性問題	非活動性問題	解決月日
#1	9/15/08	喫煙（1984）		
#2	9/15/08	肥満（1990）		
#3	9/15/08		虫垂切除術（1991）	
#4	9/15/08	2型糖尿病（2000）		
#5	9/15/08	糖尿病に関する知識不足		
#6	9/15/08	1人暮らし		
#7	9/16/08	心筋梗塞（←#A）		

一時的プロブレム・リスト

問題番号	記入月日	一時的問題	解決月日
#A	9/15/08	胸痛 ──→ #7	9/16/08
#B	9/15/08	検査データの不足	9/16/08
#C	9/15/08	BUN高値	9/18/08
#D	9/20/08	頭痛	9/23/08

プロブレム・リストは毎日点検する

　よくできたプロブレム・リストがあれば，患者さんの容体が夜中に急変してその患者さんのことをまったく知らない当直医がよばれた場合でも，プロブレム・リストをみるだけで，患者さんのもっている問題点は何で，何の症状が起きる可能性があるかを即座に判断でき，すぐに処置に移れます。そのようにするためにプロブレム・リストは固定したものにするのではなく，SOAPノートを書き，また同時に以下のことを毎日チェックしましょう。

①プロブレム・リストと一時的プロブレム・リストに新しい問題を入れる必要はないか。
②一時的プロブレム・リストからプロブレム・リストへあげるべき問題はないか。
③解決した問題がそのままになっていないか。
④未解決のまま放置されている問題がないか。

Try 👍

次の症状・症候をプロブレム・リストにまとめてみましょう。
体重減少（10kg/2カ月），動悸，発汗，手指振戦，食欲亢進，下痢，甲状腺腫，眼球突出，脈拍数 120/分　整，血圧 140/40，尿糖 3＋

Tryの答え

＃1　甲状腺中毒症
＃2　体重減少
＃3　尿糖3＋

　バセドウ病が疑われるが，無痛性甲状腺の可能性も否定できず，TSHレセプター抗体の測定結果がわかるまでは決定ではないので，プロブレムは甲状腺中毒症とした。厳密には異なるが甲状腺機能亢進症としてもよい。体重減少と尿糖3＋は甲状腺機能亢進症でも起こりうるが，他の原因による可能性も否定できない。他の症状・症候は甲状腺機能亢進症の症状としてよい。

Introduction to Clinical Medicine

初期計画を書こう

Be able to
■ 初期計画の3項目とその内容を説明できる。
■ 診断思考プロセスを説明できる。

　プロブレム・リストにあげたそれぞれの問題に関して，どのような病態や疾患が考えられるか考察して診断確定のための行程を作ります。
　これを**初期計画（initial plan）**と呼び，

> Dx（diagnostic plan）：診断計画
> Rx（therapeutic plan）：治療計画
> Ex（educational plan）：教育計画

の3項目に分けて記載します。

● Dx（diagnostic plan）
　診断や鑑別診断ために必要な診察や検査の予定と実施日を書いておきます。何を明らかにするための検査かも記載しておけば，自分の考えをまとめるのにも役立ちますし，指導医からの適切なアドバイスが受けられます。

● Rx（therapeutic plan）
　治療やケアの計画を書きます。これには投薬だけでなく，食事療法，外科的療法，放射線療法，リハビリテーションなども含まれます。Rxの立案に関しては薬剤師，栄養士，作業療法士などコメディカルの助けも必要になります。

● Ex（educational plan）
　患者さんと家族に対する病状説明，治療方針の説明やインフォームド・コンセントの過程と内容などのほか，日常生活の指導や再発予防のための教育計画なども書きます。とくに複数の医師で患者さんを診ているときはExには正確に記載して，医師によって患者に話す内容がくい違うといったことがないように注意しなくてはいけません。

　初期計画を立てるときには，診断推論（clinical reasoning）が行われます。このときに臨床医が用いる診断思考プロセスをSackettは，①パターン認識，②アルゴリズム法，③徹底的検討法，④仮説演繹法の4つに分類していますが，よく使用されるのは①と④です。①はある程度臨床の経験を積まないと使えないので，初学者は仮説演繹法（臨床疫学的診断思考法）を学ぶとよいでしょう。これは以下の手順で行います。

Basic
初期計画にはDx，Ex，Txの他に「Mx」を入れることもあります。これはmonitoring planの略で，例えば不整脈の監視のために心電図モニターをつけておく，といった計画のときに使います。

Basic
インフォームド・コンセントは「説明と同意」と訳されることがありますが，これは医療従事者側からの十分な説明と患者側の理解し納得したうえでの同意という意味です。診療録にはこの内容を記載します。

① 患者さんの訴えがどの医学的カテゴリーに分類されるかを判断する。
② 分類された問題点に対し，鑑別すべき疾患の診断仮説のリストを作成する。
③ 病歴や身体診察所見から得られる情報より，診断仮説の可能性（検査前確率）がどれくらいかを推定する。
④ 検査結果を得ることにより，診断仮説の可能性がどう変化するか（検査後確率）を推定し，検査を行う価値があるかどうかを検討する。
⑤ この検討を繰り返して，検査後確率が高くなる検査を選び初期計画を立てる。

> **Try**
> 疾患によってはその病院の固有のクリニカルパスができています。「クリニカルパス」とは一定の疾患をもつ患者さんに対して，入院指導，入院時オリエンテーション，検査，食事指導，安静度，退院指導など入院中の標準的な経過をスケジュール表にまとめたものです。医療チームが共同で開発した，その疾患に対してその病院で実現可能な最良のマネージメントを達成するための計画といえるので，あなたが立てた初期計画と比べてみましょう。

［例11（p.104）］に対応した初期計画の例

プロブレム・リスト

問題番号	記入月日	活動性問題	非活動性問題	解決月日
#1	9/15/08	喫煙（1984）		
#2	9/15/08	肥満（1990）		
#3	9/15/08		虫垂切除術（1991）	
#4	9/15/08	2型糖尿病（2000）		
#5	9/15/08	糖尿病に関する知識不足		
#6	9/15/08	1人暮らし		

一時的プロブレム・リスト

問題番号	記入月日	一時的問題	解決月日
#A	9/15/08	胸痛	
#B	9/15/08	検査データの不足	

```
9/15/03
初期計画
#A 胸痛
    Dx 心電図12誘導（至急），胸部X線写真（至急），緊急血液検査（CBC，生化学，CRP），
       ANP，BNP
    Rx ベッド上安静，酸素吸入（O₂ 2L/分，マスクで），持続点滴開始，投薬（カーデックス参照）
    Ex 再度胸痛があれば連絡するように指示。「原因は検索中です」と話した。
#1 喫煙
    Ex 今後は禁煙すること。必要なら禁煙プログラムを紹介する。
#2 肥満
    Dx 体脂肪量の測定（測定日は未定）
    Ex 個別栄養指導申し込み（済み）
#4 2型糖尿病
    Dx 空腹時血糖，食後血糖，HbA1c，尿中C-ペプチドの測定
    Rx 糖尿病食（1,600kcal/日），持参の薬を続ける（カーデックス参照）
```

One Point Column

Rxってなんだ

治療計画はTxでもいいのですが，アメリカではRxと略することが多いようです。なぜTxではなくRxがtherapeutic planの略語なのかわかりますか。"x"は以後が省略してありますよという意味ですが，"R"はラテン語の"recipe"英語では"to take"という意味です。アメリカでも処方せんには，結構ラテン語に由来する略語が使われています

Abbreviation	Latin	English
PRN	pro re nata	as required
PC	post cibum	after food
AC	ante cibum	before food
BD	bis in die	twice a day
TDS	ter in die sumendum	three times a day
QDS	quater in die sumendum	four times a day
BID	bis in die	twice a day
TID	ter in die	three times a day
QID	quater in die	four times a day
Rx	recipe	to take

が，アメリカ人でもラテン語はきちんと言えない医師がいます。学生がこの略語を使うことは滅多にないでしょうが，海外に住んでいた患者さんが紹介状と一緒に英文カルテのコピーを持参する場合がありますので，知っておいたほうがいいでしょう（p.144，「英文カルテで使用される略語」を参照）。

毎日の記録はSOAPで書こう

Be able to
- SOAPノートが書ける。
- SOAP形式の利点と欠点がわかる。

SOAP形式とは

Advance

SOAPかHOAPか

最近，POMRにおいてSOAPではなく，HOAPという言葉が目につきます。それは"S"のsubjectiveが"O"のobjectiveと比較すると英語では一段低い価値のものと思われるので，subjectiveではなく，historyとしてHOAPとよぶことで，患者さんから提供される情報も，医師が診察や検査で得る情報も同じ価値であることを強調しようとする考えです（Donnelly WJ et al: Why SOAP is bad for medical record. Ach Intern Med, 152: 481, 1992.）。

毎日診療録には経過記録を書きます。プロブレム・リストが本の目次だとすると，ここは本の中身にあたる部分です。ここでは患者さんの日々の変化と医療チームの考えと行動が一目でわかるように示されていなければなりません。それにはプロブレム・リストの項目に従ってSOAP形式で記載するのがベストです。

- **S（subjective）主観的データ**：患者さんの話から得られたデータを可能なかぎりそのままの言葉で記載します。既往歴や服用している薬剤のことなども含まれます。
- **O（objective）客観的データ**：医療者側の行為で得られたデータ（身体診察所見，検査データなど）を記載します。
- **A（assessment）評価**：ここではこの問題をどのように考えているのか，planにつながる根拠を記載します。この項目は指導医とよく議論してから記載しましょう。臨床実習をするうえで最も重要な部分です。EBMを実践しましょう。
- **P（plan）計画**：ここではassessmentの結果決められた検査や治療，患者教育といったマネージメントの計画を記載します。できればDx, Rx, Exと分けて記載するとわかりやすくなります（p.106参照）。この部分も指導医とよく相談してから記載しましょう。

プロブレム・リストに対応させて書く

Tips

POMRに反対する人の意見として，毎日プロブレム・リストごとに書くのは時間の無駄だ，といわれますが，POMRでは変化のない問題に関しては記載しなくてもよいことになっていて，毎日同じことを延々と書く必要はありません。

SOAP形式で記載された経過記録を**SOAPノート**と呼びます。日本ではPOSやPOMRがすなわち，SOAPノートのことであるように間違って広まっていて，日付の後にただS，O，A，Pと順に書いてあるだけのカルテをみかけますが，これはPOMR理念を理解していない医師のすることで，これでは従来の医師の雑記帳だったカルテと変わりがありません【例12-A】。

SOAPはあくまでもプロブレム・リストに対応させて項目ごとに書くことが基本です【例12-B】。

[例12]

プロブレム・リスト

問題番号	記入月日	活動性問題	非活動性問題
#1	9/15/08	気管支肺炎	
#2	9/15/08	2型糖尿病	
#3	9/15/08	尿路感染症	
#4	9/15/08		虫垂切除術(1981)

一時的プロブレム・リスト

#A	9/15/08	貧血

という問題をもつ患者さんにおいて

[例12-A] 従来のカルテ

9/15/08
S: 褐色の痰が少量でる。全身がだるい感じは変わらず。排尿時の異常はなし。お腹がすく。
O: Vitals: Tm=38.3 P=80, RR=14, BP=135/85 Wt 61.9kg (+0.2kg)
　　Exam without change, still with expiratory rales R>L
　　TB Test PPD (-) at 24hs
　　　　Lab CBC: WBC 15,700 Diff (61P 25B 5M 1EO), Hb 10.2, Ht 33.5
　　　　U/A: s.g. 1.015, pH 6.0, 2+protein, 1+ heme, 1+ sugar, - acetone,
　　　　0-1 RBC/2-5 WBC per HPF, few gram (-) rods per HPF
　　　　Chemistry: Na 140, K 3.8, Cl 100, HCO$_3$ 26, BUN 15, Glu 205, Cr 1.1
　　　　Sputum cultures (+) *Pneumococcus* sensitive to ampicillin
　　　　Urine culture: pending
A/P: ①肺炎は熱はさがりつつあるがまだWBCが多いので，もう少しampicillinを続ける。明日CBC再検。
　　　②尿路感染に関しては自覚症状なし，培養の結果待ち。

[例12-B] Weed先生の原法に忠実なPOMR

9/15/08
　　VS: Tm=38.3 P=85 regular, RR=20, BP=120/70 Wt 62.0kg
#1 気管支肺炎
　　S: かなりよくなった。咳は出ない，痰がまだ少し出る。
　　O: Exam: still with scattered expiratory wheezes
　　　　TB Test PPD (-) at 48hs
　　　　Lab CBC: WBC 121,00, Hb 10.5, Ht 31.8
　　A: 全身症状は改善，WBC減少，熱もさがっているので今の抗生物質が有効
　　P: ampicillinを続行
#2 糖尿病
　　S: 病院の食事は家で食べていた量の半分くらいです。今の食事ではお腹がすいて困ります。
　　O: 空腹時血糖: 205mg/dL
　　A: まだ血糖は高いが感染があるのでその影響か
　　P: 感染がおさまるまではinsulinを使用するか，あと1日観察する。
#3 尿路感染症
　　S: とくに自覚症状はなし。
　　O: Urine culture: >10^5 *Kleb* sensitive to ampicillin
　　　　U/A without change from 4/3
　　A: *Klebsiella*も現在の抗生物質に感受性あり
　　P: ampicillinを続行

SOAP形式を工夫する

Basic

SOAP効果
"S"と"O"を分けることにより，情報の源が鑑別できます。"A"を書くことにより臨床推論の能力が向上します。"P"を書くことによりこれから行う医療行為が明確になります。

"S"，"O"はどの問題に対応するものか分けられないことがあるので，まず最初にまとめて書いて，その後にプロブレム・リストごとに分けて"A/P"としてまとめて書いてもいいかもしれません [例12-C]。ただ"A"と"P"は必ず対応する問題があるはずなので問題ごとに分けて記載しなくてはいけません。

[例12-C] Weed先生の精神を生かしながら変形したPOMR

```
9/15/08
  S：今朝はずいぶんよくなった。咳はほとんど出ない。今の食事ではお腹がすく。
  O：Vitals: Tm=36.8, P=78, RR=16, BP=124/68  Wt 62.1kg
     Physical Exam:
       Lungs: Fair airflow, Inspiratory crackles at left base
       Heart: Regular rate and rhythm without murmur
       Abdomen: Bowel sounds present. No distention or tenderness
       Extremities: No edema present
     Labs: Please see flowsheet.
     Cultures: sputum-pneumococcus
     urine-Klebsiella
  A/P：
    #1  気管支肺炎
        肺炎はかなりよくなっている。熱も下がりWBC数も改善しているので今の抗生物質が有効と考える。
        Dx pneumococcus pneumonia IVであと7日治療後経口にかえて外来へ。
    #2  糖尿病
        まだ空腹時血糖が高いが，感染があったこと，自宅では今の2倍は食べていたことを考える．もう少し血糖は低くなると考えられる。1,600kcalの食事を続行，感染症が治まった時点で尿中のCペプチドを測定する。
    #3  尿路感染症
        Klebsiellaは現在の抗生物質に感受性あり，ampicillinを続行する。
    #A  貧血
        まだLab Dataがそろっていない。結果を待つ。
```

となります。

経過一覧表

　　SOAP形式の叙述式記録では，医師や看護師がその時点でどのように病状をとらえて(A)対処しようとしているか(P)，はよくわかりますが，同じ記載が繰り返され経過が把握しにくい，という欠点があります。そこで経過一覧表（フローシート）を併用すると，時間的経過による変化が一見してわかり，病状の把握が容易になります。疾患によっては必要な項目があらかじめ決められたフローシートが準備されていて，医療者の経験や能力の差に影響されることなく経過記録を残すことができます [5]。

[5] diabetic emergency records

Date	Hour	Urine Vol	Urine Glucose	Urine Ketones	Serum Glucose	Serum pH	Serum HCO$_3^-$	Serum K	Serum Na	Serum BUN	Serum Ketones	CBC HCT	CBC Hb	CBC WBC	Insulin ヒューマリンR	IV Fluids Type	IV Fluids Vol.	IV Fluids K	Clin Observation B.P.	Clin Observation Pulse	Clin Observation CVP
3/14	11:37				1359	6.747	1.9	7.2	114	33	++				10U	0.9%Saline	200		91/43	89	
	12:00				1452	7.09	3.8					37.8	13.8	17200	10U/hr				94/50	94	
		450/450	+++	+++											↓		/1500			105	20.0
	13:00	210/660	+++	+++	1038	6.956	3.0	4.7	126	32	++	39	13.7	19100	↓		150/1650		100/62	102	17.5
	14:00	190/850	+++	+++	854	7.063	2.9	4.3	131		+++				6U/hr		800/2450	5mEq/h	84/48	96	15.5
	15:00	300/1150	+++	++	625	7.139	3.6	4.3	133	27	+++				↓		↓	↓	90/36	96	12.0
	15:30														3U/hr						
	16:00	235/1385	+++	++	603	7.205	4.1	4.2	135	26	+++				↓		350/2800	↓	86/42	98	11.0
	17:00	300/1685	+++	++	525	7.264	4.8	4.9	136						4U/hr		↓				
	18:00		+++	++	464	7.287	6.4	4.6	136	24	++	33.8	12.6	15000	↓		↓				11.0
	20:00		+++	++	350	7.345	9.7	4.5	137	21	+				↓		↓				
	22:00		++	++	256	7.384	13.3	4.8	138	18	-				2U/hr	5%glucose	↓				
3/15	0:00		++	+	232	7.418	7	4.5	138	17	-				↓		↓				
	3:00		++	+	210	7.41	14.7	4.6	136	15	±				↓		↓		84/38	80	5.0

退院時要約はとても重要だ

Be able to
■退院時要約の重要性が理解できる。

　学生諸君が受けもち患者さんの**退院時要約（discharge summary）**まで記載することはまずないと思いますが，退院時要約は入院の記録を締めくくる最も大切な記録です。

　退院時要約で最も重要なことは，**患者さんが退院されたらすぐに要約を作成して外来診療録のなかにいれておく**ということです。たとえ元気になって退院されたとしても，その夜に救急外来を受診されて再度入院という可能性がないわけではありません。そのときに入院時の診療録はすでに保管庫に移っていてどこにあるかわからない，といったことがまれではなく起こります。

　本来診療録は患者さんの情報をまとめたものですから，電子化して退院時に患者さんにもっていってもらえればいいのですが，今はまだ無理なので，とりあえず入院時にどのような問題があり，どう対処したか簡単にまとめて，その日のうちに外来診療録に記載します。そのときに入院時の診療録がPOMRで書かれていれば，プロブレム・リストを書き写しておくのみでも外来担当医はその患者さんの問題と入院中の経過全体が一目でわかり，効率的な外来診療が始められます。

　退院時要約では病名は国際疾病分類（ICD-10　p.119参照）に準拠して記載して，病名ごとにSOAP形式でまとめて箇条書きにします。ときどきその疾患の疫学や頻度なども含めた考察が記載されているのをみかけますが，退院時要約は入院中に解決した問題は何で，何が外来に残された問題なのかを明確にして，余分な考案はつけないようにしましょう。

　もし学会の専門医の申請のために患者さんの記録が必要なのであれば，考察の部分は別紙に記載するようにします。また，入院時に患者さんと家族にはその疾患に関してどのような情報を提供したかを明確に記載しておくことも重要です。退院時要約は退院時のみでなく，転科，転棟，他の入院施設への移動などのときにも書きますが，原則は同じです。普段から常にプロブレム・リストを更新し，週間要約，月間要約とまとめておけば，迅速な対応ができるはずです。自分の受けもちが終了する時点で一度要約を書くようにすると，研修医になってからも退院時要約をためて指導医に怒られるといったことがなくなるかもしれません。

この章のまとめ

　POMR（問題志向型診療録）は患者さんがかかえておられる多数の複雑な問題（プロブレム）を整理し，問題ごとに解決方法を考えて実践するための方法論です．POMRは，情報収集 → 問題の明確化 → 計画の立案 → 実施，という4つのステップを問題ごとに行うことが特徴です．診療録にはプロブレム・リスト，初期計画，経過記録が書かれ，監査（audit）を受けることにより欠陥が修正されます．経過記録にはSOAP形式の叙述式記録とフローシートが使われます．このシステムを使うと，チーム医療を実践する際に受けもち学生を含めチームのスタッフ間で問題点が共有でき，臨床推論能力と問題解決能力を養うのに役立ちます．

◎**参考文献**

1) Weed, Lawrence L : Medical Recoeds, Medical Education, and Patient Care, The press of Case Western Reserve University, Cleveland, 1969.
2) 日野原重明：POS —医療と医学教育の革新のための新しいシステム，医学書院，1998.
3) 中木高夫：POSなんて簡単さ，医学書院，1990.
4) 日野原重明，井部俊子，編：JJNブックス　看護にいかすPOS，医学書院，1990.
5) 羽白　清：POSのカルテ—POMRの正しい書き方　第2版，金芳堂，2005.

Self Check

1. 次の文章の（　　）に適切な用語を入れなさい。
   ① POMRで重要なことは，このシステムが「（ a ）中心の医療」の精神のもとにできていることである。
   ② Weed先生はPOMRを使うと診療録は（ b ）化されると提唱していた。
   ③ POMRシステムには，作成，（ c ），（ d ）の3段階がある。
   ④ POMRでは（ e ）のプロセスが記録される。

2. プロブレムとして適当でないのはどれか。
   ① 浮腫　　② 高血圧　　③ 心筋梗塞の疑い　　④ 1人暮らし
   ⑤ ストレス　⑥ データの不足　⑦ 肉食を好む
   ⑧ 嚥下性肺炎の危険性

3. 初期計画の3項目を書きなさい。

4. 臨床医が用いる診断思考プロセスを4つ書きなさい。

5. SOAP形式の経過記録の利点と欠点を書きなさい。

＜解答＞
1. a 患者　b 電子　c 監査　d 修正　e 臨床推論
2. ③　⑦　⑧
3. 診療計画，治療計画，教育計画
4. パターン認識，アルゴリズム法，徹底的検討法，仮説演繹法
5. 利点：個々の問題に関して医療者がどのように病態を把握して対処しようとしているかがわかる。
   欠点：SやOを問題ごとに分けにくい。慣れないと記載に時間がかかる。フローシートを併用しないと経過が把握しにくい。

V

病名をつける

Introduction to Clinical Medicine

病名をつける

Be able to
■ 病名をつけることの意義を説明できる。
■ 病名をつけるうえでの留意点を説明できる。
■ ICD-10を概説できる。

病名とは

　病名をつけるということは，診断のプロセスそのものです。通常，患者さんを最初に診察するときにはまだ病名が決まっていません。その患者さんの症状や症候からいくつかの病名を想起し，それらを1つの病名にまとめることができないか検証して，特定の病名を決定します。そして，診断のプロセスで決定した病名にもとづいて治療が開始されます。したがって病名は治療の出発点であり，傷病名をつけることがいかに重要であるかは容易に理解されるでしょう。

　しかし，診断のプロセスでは確定した傷病名に到達しないこともあり，ある傷病名の"疑い"として治療を開始しなければいけないこともあります。また，病名といっても種々の性質をもっています。

　病名とは，患者さんがかかえている異常な状態をある特定の立場から分類したものであり，あらゆる立場から妥当だという分類はありません。ある病名がついたとしても，その病名1つで患者さんの異常な状態がすべて表現できるわけではありません。

　New York Heart AssociationのThe Criteria Committeeは5つの立場から心疾患を診断するように提唱しています。この方法は心疾患に限らず，種々の疾患に適応できます[1]。

[1] 病名のもつ5つの側面

1. 病因的（etiologic）
2. 解剖学的（anatomic）
3. 生理学的（physiologic）
4. 器質的（cardiac status）
5. 予後的（prognostic）
[例] 歩行時に息切れを認める僧帽弁狭窄をもつ患者
1. 活動性のリウマチ性心疾患
2. 僧帽弁狭窄症
3. 心房細動と心不全
4. NYHA3度
5. 予後良好

[2] 病名につける形容詞

1. 部位：右半身・左半身・両側・片側・右・左・四肢・上肢・下肢・上腕・前腕部・大腿部・手・足・体部・躯幹部・頭部・頸部・胸部・腹部・背部など
2. 形状：単発性・多発性・びまん性・散在性など
3. 病態：劇症・急性・亜急性・慢性・周期性など
4. 病期：早期・末期・ステージ分類
5. 病因：原発性・特発性・本態性・自己免疫性・細菌性・ウイルス性・化膿性・薬剤性・外因性・内因性・医原性・続発性・家族性など
6. 病変範囲：汎発性・限局性・びまん性など
7. 病理所見：原発性・転移性・分化型・未分化型など

また病名に細かい形容詞を付加することで、より正確に情報を伝えることもできます [2]。ただし、すべての形容詞を病名の前にもってくると煩雑になるし、配列には慣習からくる決まりもあるので注意しなくてはいけません。

病名の記載

診療録の病名は、POMR（problem-oriented medical records）のプロブレム・リストがそのまま転記されるのが本来の姿です。しかしわが国では、医療機関は健康保険制度上の規定により、病名とその転帰ならびに実施した検査や治療内容を診療報酬請求書に書き出して支払機関に提出しなければならないことになっており、診療報酬請求書の傷病名と検査や治療内容の間の整合性が保険機関で審査されます。

したがって、保険審査のことも考えながら、合理的で理解しやすい病名を記載しておくことが実際には重要となります。ただし保険審査に通ることのみを考えて、行った検査や治療に整合性のある傷病名を選んで記載しておくといった行為は不正であり、合理的な判断から決められた傷病名を記載しなければならないのは当然です。もしそれで保険の審査が通らないのであれば、保険の審査のほうが変わるように働きかけるのが医師の責務でしょう。

医師はまた、病名がもつ社会的側面にも配慮しなくてはなりません。診療記録の公開が一般的になるにつれて、病名は広く社会の眼にも触れる機会が増しています。診療録に記載された病名が、開示された場合にその病名のみがひとり歩きして伝えられ、思わぬ反応を引き起こすこともまれではありません。医療関係者がその病名にもっている印象と、専門職以外の社会人がその病名にもっている一般的理解の間には差違があり、医師が直接説明できる者と、そうでない者との間で理解が異なることも多いのです。診断書や診療報酬請求書に記載された病名がときに強い影響力をもち、その病名（例えば性病など）がさまざまな解釈や憶測をよぶきっかけとなる可能性もあることも考慮しなくてはなりません。このように**病名をつけるということは社会に対して責任を負う行為である**ことを忘れてはいけません。

Advance

病院の収入の大半を占める診療報酬の審査・支払いは、「社会保険診療報酬支払基金法」という法律に基づいて設立された第三者機関（社会保険診療報酬支払基金）によって行われています。病院が行った診療行為はそれぞれ点数表に基づいて点数化し算定され、診療報酬明細書に記載されます。この診療報酬明細書をもとに機関は診療行為が適正に行われているかを審査しています。

Try

国立国語研究所が「病院のことば」をわかりやすくする提案をしているので読んでみましょう（http://www.kokken.go.jp/byoin/）。

病名の変更

Tips
ある程度傷病名が推定できるときでも，POMRでは「○○の疑い」と記載することはよくないとされていますが，診療録の傷病名の欄には推定できる疾患を「○○の疑い」と記載するほうがよいのです。これは保険審査を容易にするためであり，かつその疾患に決まった訳ではないことを明示したいからです。

初診時から紹介状などで傷病名が明確なときは，それを記載すればよいのですが，そうでない場合は医療面接と身体診察から確定できた傷病名を記載します。それが明らかでないときは，「頭痛」や「高血圧」などの症候を記載しておき，疾患名がはっきりした段階で「筋緊張性頭痛」とか，「本態性高血圧」といった病名に訂正します。

保健診療におけるカルテの様式は省令によって定められており，診療を開始するときは傷病名をここに記載します **[3]**。傷病名欄には，日本で採用されている疾病分類（診療科別標準傷病名集，ICD-10など）に基づき，主病，合併症，併発症をすべて記載します。診療が終了したときは，転帰欄に治癒，死亡，中止のいずれかを記入し，終了日を記入します。疑い病名が確定できたときは，「○○病の疑い」を中止にして新たに「○○病」という傷病名を記載して診療を開始します。

[3] 法令で定められたカルテの様式

国際疾病分類（疾病および関連保健問題の国際統計分類）ICD

　WHOではある一定の分類軸 **[4]** に従って，疾病の本体を割り振った国際的に共通した疾病分類を定め，各国の死因または疾病に関する諸統計に使用することを勧告しています。これが **「国際疾患，傷害および死因統計分類」**（international classification of disease；ICD）です。ICDは第10回目の修正版が出されており，2003年と2007年に一部改正の勧告がありました。現在第11回目の修正版の準備作業中です。

[4] 疾病分類の分類軸（axes of classification）

1. あらゆる病態を包括する。
2. 分類項の数は一定限度とする。
3. 疾病現象の統計的研究に便利とする。
4. 発生頻度または疾病状態の重要度により単独の分類項を設ける。
5. それ以外は，関連する病態群に対して分類項を設ける。そしてどの病態もどれか1つ適切な分類項に明確に属するものとする。
6. 特定の分類項の表示では分類できないその他の病態のための分類項は最小限にとどめる。

　第10回修正国際疾病分類は第1章から第22章までに大別されています **[5]**。各章はさらに3桁の英数字で表現される1～20個の分類項目となっています **[6]**。3桁項目数はICD-10では約2,000であり，そのうちの1,000項目以上にはさらに細項目が設けられ，小数点1桁目でこの細分類を表しています。

　たとえば，第4章の「内分泌，栄養及び代謝疾患」は8つの分類項目に分かれ **[6]**，さらに甲状腺障害は多数の細項目に分かれています **[7]**。

　わが国ではICD10（2003）に準拠した「疾病，傷害及び死因分類」が作成され，統計法に基づく統計調査に使用されるほか，疾病分類として医療機関における診療録の管理や電子カルテ，診療報酬請求のときの病名コードに活用されています。

　また特定の専門分野での使用を目的として，国際疾病分類腫瘍学（ICD-O，Oはoncologyの略），国際疾病分類歯科および口腔学（ICD-DA），国際疾病分類眼科学（ICD-Oph.）があり，いずれもこの分類を用いた場合は国際疾患分類のコード番号に容易に変換できるようになっています。

　国際疾病分類は，以上に述べた構成になっていますが，世界各国では，その国にあった使いやすい変更を多少加えています。日本では3桁または4桁の疾病分類項の一部について細目を設けています。

　この場合，日本独自の細項目分類であることを示すために，細分された4桁目または5桁目を表すのを数字ではなくアルファベット（a, b, c‥）を用いています。例えばICD-10の「第4章　内分泌，栄養および代謝疾患」の項をみるとヨード欠乏による疾患がずらっと並んでいます **[7]**。これは，国際的には中国の奥地をはじめとして，ヨード欠乏による甲状腺疾患の数が非常に多いからです。しかしわが国ではヨード欠乏はほとんどみられず，このままでは使いにくいので日本独自の細項目分類を決めてわかりやすく変更

Advance

ICD分類は1900年に国際死因統計分類として公衆衛生上の必要性から作成されたものであり，その後ほぼ10年ごとに改訂され，1948年の第6回修正において疾病，傷害および死因の分類として使えるように改訂されました。これにより死因のみならず異なる国や地域の疾病の体系的な記録，分析，解釈および比較が可能となりました。

Try

インターネットで「疾病，傷害及び死因分類」（http://www.mhlw.go.jp/toukei/sippei/index.html）を読んでみましょう。

Advance

厚生労働省医政局では電子カルテや病歴管理などに使えるように「ICD10対応電子カルテ用標準病名マスター」を開発し、保険局では「レセプト電算処理システム用傷病名マスター」を作成しています。なお両者は病名情報の統一化と相互のコードの対応づけを行い互換性を確保しています。

Advance

病名指向型構造をもっているICDではプライマリ・ケアにおいて示される、病名とまではいえない多くの愁訴や症状を入力することは無理なので、世界家庭医機構は患者さんの愁訴と患者さんのもつ様々な健康問題の両者を包括する新しい発想による分類法としてプライマリ・ケア国際分類（ICPC：International Classification of Primary Care）を開発しています。

しています。

現在では、ICD10対応電子カルテ用標準病名マスターが作成されおり、医師が自分で臨床の場で使っている病名と国際分類を対比するといった必要はなくなっています。しかし病名がどのような理論的な背景で分類されているのか、その基礎を理解しておくことは患者さんを診療するうえで重要なことです。

[5] ICD10の大分類一覧

章	分類見出し	ICDコード
1	感染症および寄生虫症	A00-B99
2	新生物	C00-D48
3	血液および造血器の疾患ならびに免疫機構の障害	D50-D89
4	内分泌，栄養および代謝疾患	E00-E90
5	精神および行動の障害	F00-F99
6	神経系の疾患	G00-G99
7	眼および付属器の疾患	H00-H59
8	耳および乳様突起の疾患	H60-H95
9	循環器系の疾患	I00-I99
10	呼吸器系の疾患	J00-J99
11	消化器系の疾患	K00-K93
12	皮膚および皮下組織の疾患	L00-L99
13	筋骨格系および結合組織の疾患	M00-M99
14	尿路性器系の疾患	N00-N99
15	妊娠，分娩および産じょく＜褥＞	O00-O99
16	周産期に発生した病態	P00-P96
17	先天奇形，変形および染色体異常	Q00-Q99
18	症状，徴候および異常臨床所見・異常検査所見で他に分類されないもの	R00-R99
19	損傷，中毒およびその他の外因の影響	S00-T98
20	傷病および死亡の外因	V00-Y98
21	健康状態に影響をおよぼす要因および保健サービスの利用	Z00-Z99
22	特殊目的用コード	U00-U99

[6] 第4章　内分泌，栄養及び代謝疾患の分類項目

甲状腺障害	E00－E07
糖尿病	E10－E14
その他のグルコース調節及び膵内分泌障害	E15－E16
その他の内分泌腺障害	E20－E35
栄養失調（症）	E40－E46
その他の栄養欠乏症	E50－E64
肥満（症）及びその他の過栄養〈過剰摂食〉	E65－E68
代謝障害	E70－E90

[7] 甲状腺障害の細項目

甲状腺障害（E00－E07）
E00　先天性ヨード欠乏症候群
　　E00.0　先天性ヨード欠乏症候群, 神経型
　　E00.1　先天性ヨード欠乏症候群, 粘液水腫型
　　E00.2　先天性ヨード欠乏症候群, 混合型
　　E00.9　先天性ヨード欠乏症候群, 詳細不明
E01　ヨード欠乏による甲状腺障害及び類縁病態
　　E01.0　ヨード欠乏によるびまん性（地方病性）甲状腺腫
　　E01.1　ヨード欠乏による多結節性（地方病性）甲状腺腫
　　E01.2　ヨード欠乏による（地方病性）甲状腺腫, 詳細不明
　　E01.8　その他のヨード欠乏による甲状腺障害及び類縁病態
E02　無症候性ヨード欠乏性甲状腺機能低下症
E03　その他の甲状腺機能低下症
　　E03.0　びまん性甲状腺腫を伴う先天性甲状腺機能低下症
　　E03.1　甲状腺腫を伴わない先天性甲状腺機能低下症
　　E03.2　薬剤及びその他の外因性物質による甲状腺機能低下症
　　E03.3　感染後甲状腺機能低下症
　　E03.4　甲状腺萎縮（後天性）
　　E03.5　粘液水腫性昏睡
　　E03.8　その他の明示された甲状腺機能低下症
　　E03.9　甲状腺機能低下症, 詳細不明
E04　その他の非中毒性甲状腺腫
　　E04.0　非中毒性びまん性甲状腺腫
　　E04.1　非中毒性単発性甲状腺結節
　　E04.2　非中毒性多結節性甲状腺腫
　　E04.8　その他の明示された非中毒性甲状腺腫
　　E04.9　非中毒性甲状腺腫, 詳細不明
E05　甲状腺中毒症［甲状腺機能亢進症］
　　E05.0　びまん性甲状腺腫を伴う甲状腺中毒症
　　E05.1　中毒性単発性甲状腺結節を伴う甲状腺中毒症
　　E05.2　中毒性多結節性甲状腺腫を伴う甲状腺中毒症
　　E05.3　異所性甲状腺組織による甲状腺中毒症
　　E05.4　人工的甲状腺中毒症
　　E05.5　甲状腺クリーゼ又は急性発症
　　E05.8　その他の甲状腺中毒症
　　E05.9　甲状腺中毒症, 詳細不明
E06　甲状腺炎
　　E06.0　急性甲状腺炎
　　E06.1　亜急性甲状腺炎
　　E06.2　一過性甲状腺中毒症を伴う慢性甲状腺炎
　　E06.3　自己免疫性甲状腺炎
　　E06.4　薬物誘発性甲状腺炎
　　E06.5　その他の慢性甲状腺炎
　　E06.9　甲状腺炎, 詳細不明
E07　その他の甲状腺障害
　　E07.0　カルシトニンの分泌過剰
　　E07.1　甲状腺ホルモン合成障害による甲状腺腫
　　E07.8　その他の明示された甲状腺障害
　　E07.9　甲状腺障害, 詳細不明

◎参考文献

1) 福本陽平, 阿部好文, 編：診療科別　正しい診療録の書き方. 朝倉書店, 2004.
2) 医療秘書教育全国協議会, 編：診療録管理―診療情報管理（医療秘書実務シリーズ）. 建帛社, 2001.
3) 厚生労働省大臣官房統計情報部：ICDのABC－国際疾病分類（ICD-10）の有効活用を目指して～疾病, 傷害. 厚生統計協会, 2006.

Self Check

正しい記載に○をつけなさい。

1 （　）　診療録への傷病名の記載は法令で決められている。
2 （　）　傷病名欄の病名とプロブレム・リストの病名は一致しないことがある。
3 （　）　傷病名欄の病名には"疑い"と書くことがある。
4 （　）　現在使用されている国際疾病分類は ICD-10 である。
5 （　）　国際疾病分類は世界中で同じものを使っている。

＜解答＞
1～4 は○　　　5 は ×（各国で独自に細目を設けることが許されている）

VI

上手なプレゼンテーションを身につけよう

なぜプレゼンテーションが大切なのか

Be able to
■チーム医療におけるプレゼンテーションの役割がわかる。
■プレゼンテーションの基本的な構成がわかる。
■プレゼンテーションには長いものと短いものの2つあり，それをどう使い分けるべきかがわかる。

　プレゼンテーションの目的は患者さんの情報を他の医師に的確に提供することにあります。そのためには患者さんの臨床経過を論理的に完全に，といってだらだらと長くはならないように話さなければなりません。プレゼンテーションがきちんとできるようになるのは非常に難しいのですが，学生や研修医が医療チームの一員として患者さんの診療に参加するには欠くことのできない技能で，アメリカの内科クラークシップディレクターに対するアンケートでも**クリニカル・クラークシップで1番大切な学習項目**となっています[1]。

[1] アメリカの内科臨床実習の指導者が考えている学習項目の優先順位

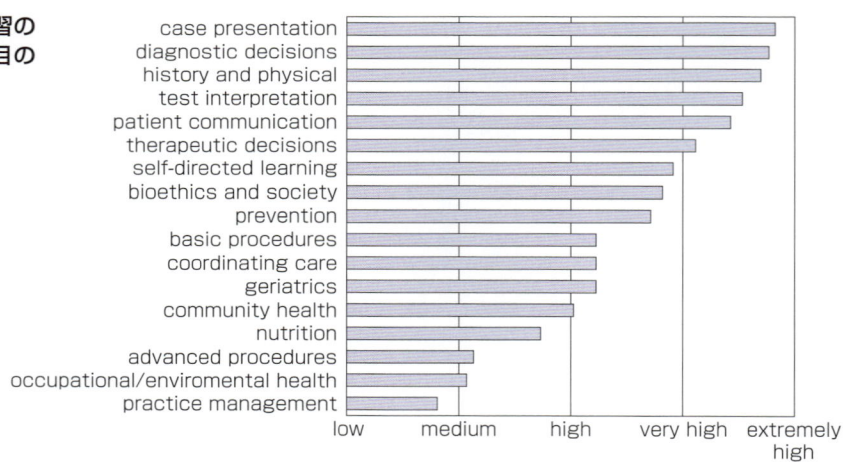

(Am J Med, 102 : 564, 1997. より引用)

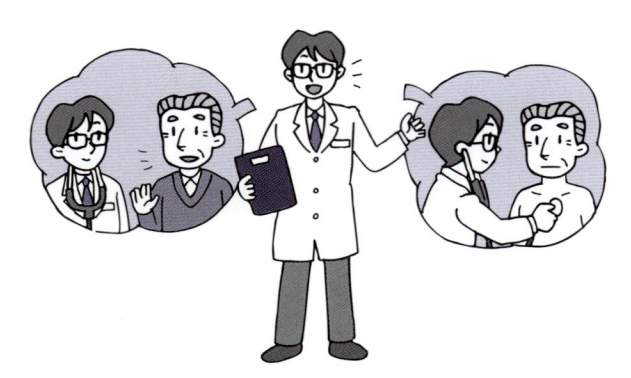

上手なプレゼンテーションは，医療面接を行い，身体診察をしてプロブレムを発見し，病態生理と鑑別診断を考えて検査と治療の方針を決定したうえで，それらをまとめて短い言葉で表現する，といった医師として必要なあらゆる技能が身についていないとできません。

　さらにプレゼンテーションは行う状況によっても変える必要があり，チームのメンバーと患者さんを訪問して，その日の検査や治療を決めるためのワークラウンドで行うプレゼンテーションと，症例カンファランスでその患者さんのことを知らない人の前で行うプレゼンテーションでは，やり方は全く違います。前者は bullet presentation とよばれ，1，2分で新しい検査成績やバイタルサインの変化などに焦点を絞ってプレゼンテーションするのに対して，後者は formal case presentation とよばれ，症例カンファランスや指導医の回診のときなどに5～6分をかけて患者さんに関する情報を筋道立てて提示するときに用います [2]。

　したがってプレゼンテーションを行うときはその状況に配慮していろいろなことを考える必要があります [3]。

　診療録の記載とプレゼンテーションの構成はよく似ていますが，診療録はあらゆる情報を正確に残しておくことが必要であるのに対し，プレゼンテーションの場合は，聞いている人が必要事項が抜けていると思えば質問してくれるので，すべてを盛り込む必要はありません。それだけにどこを絞り込むか，どこを強調するかでプレゼンテーションは変わってきます。医療面接，診療録，プレゼンテーションの順に内容が濃縮されていると考えてください [4]。

> **Basic**
> bullet（ブレット）とは弾丸を意味する米語。bullet train といえば新幹線のことです。

> **Tips**
> まず formal case presentation を十分に練習して（きちんと決まった形式がある），それから短いプレゼンテーションもできるように練習しましょう。

[2] プレゼンテーションの種類と使われる状況

- formal case presentation
    指導医との回診，教授回診，症例検討会
- bullet presentation
    チーム回診（モーニングラウンド，ワークラウンドなど）

[3] プレゼンテーションを行うにあたって考えること

1. プレゼンテーションを行う相手は誰か（心臓の専門家に対してなら，心血管系の異常をくわしく述べる必要があるでしょう）
2. プレゼンテーションの目的は何か（情報の共有のためか，診断や治療法の検討のためか）
3. 使える時間はどのくらいか（モーニングラウンドやワークラウンドなら30秒～2分，症例検討会なら5，6分，ただし最長でも10分以下）
4. あなたはどのくらいその患者さんのことを知っており，病態生理にも通じているか（よく理解しており，みんなに知らせたいのか，よくわからないので相談したいのか）

[4] プレゼンテーションと医療面接・診療記録との関係

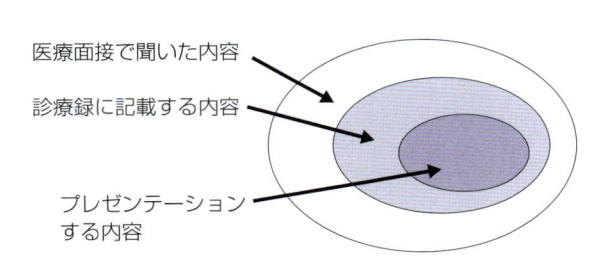

- 医療面接で聞いた内容
- 診療録に記載する内容
- プレゼンテーションする内容

症例検討会で用いる正式なプレゼンテーション（formal case presentation）の仕方

Be able to
■formal case presentationを用いる状況が説明できる。
■formal case presentationが上手にできるようになる。

Basic
プレゼンテーションはぶっつけ本番で行うものではありません。少なくとも事前に1回はリハーサルをして，構成，時間配分，話し方，強調するところ，マナー，態度，服装，などのチェックをしなくてはいけません。

formal case presentationは5〜6分で行います。いくら複雑な症例でも10分以内にまとめるようにします。しかしカルテに記載した内容を単に読み上げるのではありません。通常はポイントを記載したカードをもち，相手の顔をみながらプレゼンテーションをします【5】。現病歴と身体所見を要領よくまとめて，あなたのアセスメントとプランがなぜそうなったのかを，聞いている人たちに論理的に理解されるようにプレゼンテーションすることが重要です。

formal case presentationには決まった様式があり，聞く側もその順番でプレゼンテーションされると想定して聞いているので，勝手に順番を変えないことが大切です【6】。また，プレゼンテーションに慣れないからと

[5] プレゼンテーションでは視線は聴衆に向け，ボディランゲージをつかって

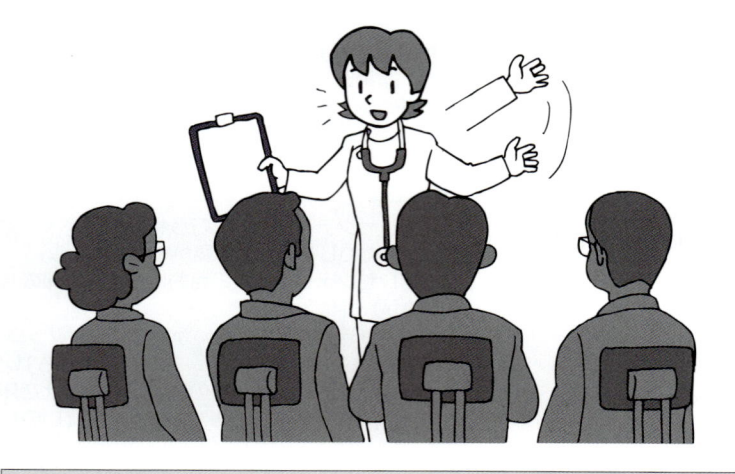

[6] プレゼンテーションの基本的構成

1. 導入部と主訴（identifying information/chief complaint：CC）
2. 現病歴（history of present illness：HPI）
3. 他の罹患疾患と既往歴のまとめ
4. 常用薬剤・アレルギー（プレゼンテーションにはROSは含まれない）
5. 家族歴のまとめ
6. ごく簡単な社会歴（現在の状況と過去のとくに重要な点）
7. 身体所見（焦点を絞って短くまとめる）
8. 検査所見
9. まとめと考察

[7] カードに書いて
おくこと

> ・基本情報：名前，ID番号，性別，年齢（患者の診察カードをエンボシングしてもよい）
> ・主訴とその期間
> ・現病歴：プレゼンテーションで想起できるようにポイントとなる点を単語で記載する。
>   重要な陰性所見（pertinent negative），リスクファクターも入れる。
> ・家族歴：重要なもののみ
> ・既往歴：active problemのみ
> ・アレルギー：すべてのアレルギー。薬物アレルギーではtypeも書く。
> ・投薬内容：すべての名前と容量。酒，たばこに関する情報も書く。
> ・ROS：陽性所見のみ
> ・身体所見：vital sign，陽性所見を単語で記載。
> ・problem list：カルテのassessment & planから単語で転記する。

いって，カードにプレゼンテーションすることをそのまま文章で書いておいたりしてはいけません。それではいつまでも上手になれないので，カードには単語でポイントのみを書くようにします [7]。

▶ **Tips** 💡
診療録では開示されるときのことも考えて，できるだけ略語の使用は避けるべきですが，カードは狭いので略語を活用するようにします。

◎主訴◎

わが国では主訴は「胸痛」とか「糖尿病治療目的」というように単語で表されることが多いのですが，アメリカでは"なぜ受診され"，"どのようなことが問題"の患者さんなのかが端的にわかるように，主訴を含んだ1文で構成されます。すると続くプレゼンテーションで，何に注意して聞けばいいのか，聞いている医師に心構えができるので，集中して聞いてもらうことができます。

> 患者さんは（　）歳の男性／女性で【（　　）を主訴に／（　　　）の検査のために／（　　）の経過観察のために】来院／入院されました
> 患者さんは62歳の男性で2日間熱があり，咳が出るために入院されました。

◎現病歴◎

●導入部

診療録では既往歴として扱うことでも，プレゼンテーションでは，現病歴と一緒に述べたほうが聞き手には理解しやすい場合は，ここで述べます。また過去に大きな病気にかかったことがないことを明示したいときも，ここで述べておきます。

> 患者さんは【病気がち／（　　）で治療中／生来健康】でしたが，【（　　）日前／（　　）週前】より【徐々に／急に】（　　）となりました。

●経過

問題ごとに時間経過に従ってわかりやすく提示します。問題が1つしかないときは時間経過順に述べるのは難しくありませんが，複数の問題があるときは難しくなります。複数の問題が相互に関係していると思われるときには，すべてを併せて時間経過に沿ってプレゼンテーションし，相互には関係ないと思われるときは1つずつ独立させて時間経過に沿ってプレゼンテーションします。

> **Basic**
>
> LQQTSFA とは
> ・Location（部位）
> ・Quality（性状）
> ・Quantity（重症度）
> ・Timing（時間的経過）
> ・Setting（状況）
> ・Factors（修飾因子）
> ・Associated manifestations（随伴症候）

主となる症状に関しては"LQQTSFA"を念頭においてプレゼンテーションします。

例えば逆流性食道炎の痛みなら

> 正中部の心窩部から上胸部にかけて（Location），ぎゅっと押されるような感じの痛みが息が吸えなくなる位の強さで（Quality and Quantity），毎朝食後に20分から1時間くらい起こる（Timing and Setting）ということです。この痛みは食事や臥位で悪くなり，冷たい水を飲むとおさまり（Factors），胸焼けがいつもしており，ときどき嘔吐もするそうです（Associated manifestations）。

といったプレゼンテーションとなります。

しかし，プレゼンテーションには時間の制限もあります。もし知りたいことがあればその場で聞いている人が質問すればいいことですから，診療録と違い，全部必ず網羅しなければいけないということはありません。

いずれにしろ現病歴はプレゼンテーションで最も大切な部分です。pertinent positive と pertinent negative を並べてあなたのつけた診断へと結びつくようにプレゼンテーションします。うまくできればあたかも1つの物語を聞くかのようになるはずです。

> **Basic**
>
> pertinent とは「核心に関係する」という意味。ここでは診断をするうえで重要になる患者さんの訴えを表します。pertinent negative とは鑑別診断を考えるうえで重要になる，患者さんにはみられなかった訴えのことです。

> **Tips**
>
> pertinent positive をうまく入れることが優秀な学生であることをアピールするコツです。

> 10日前より，鼻水が出て，のどが痛く，微熱を認めていました。2日ほどして一時よくなったように感じておられましたが，2日前より38.5〜39℃の発熱を認め，咳が出て，黄色い痰が出るようになり，家の階段を上ると息切れがするようになったので受診され，入院となりました。
> 全身の筋肉痛と軽い嘔気がありますが，悪感，胸痛，頭痛，腹痛はなく，下痢も便秘もしておられません。最近旅行をしたことはなく，鳥も飼っていません。ここ数年，とくに冬場に，朝方，痰を伴った咳がよく出ていたということです。しかし喘鳴や呼吸困難は自覚しておられません。

◎システムレビュー◎

時間が十分にあるときはシステムレビューを入れることがありますが，原則として省きます。どうしても必要なときは現病歴のなかで述べます。

◎既往歴・常用薬・アレルギー◎

既往歴は患者さんの主訴に関連することのみを述べます。例えば急性心筋梗塞で入院した患者さんの小児期の麻疹や虫垂炎の既往など，現在の疾患の診断や治療に直接関係しない事柄は，診療録には記載しても，プレゼンテーションでは省きます。

また厳密には既往歴ではありませんが，現在も持続している慢性疾患（糖尿病，閉塞性肺疾患，慢性心不全など）は病名とキーワードとなる言葉をつけて簡単にプレゼンテーションします（**糖尿病でインスリン治療中／COPDで在宅酸素治療／慢性心不全で入退院の繰り返し**，など）。

初心者は，これらの疾患の経過まで詳細に述べてしまいがちなので注意が必要です。

一方，服用している薬剤とアレルギーの既往はすべて述べ，ないときは「なし」とはっきり述べます。なお，投薬は薬品名のみプレゼンテーションし，量は聞かれたら答えるようにします。

> 既往歴では，3年前に心筋梗塞になりステントを入れておられます。現在服用しているのはバファリンのみで，薬のアレルギーはありません。

◎家族歴◎

　pertinent positive と pertinent negative を短く述べます。

> 家族歴では父親は脳梗塞，母親は胃癌で亡くなっています。兄弟は3人で健康。家族性の呼吸器疾患はありません。

◎社会歴と嗜好◎

　短く適切な言葉で社会歴を述べますが，ときには時間をとっても，疾患の背景にある社会的な問題や家庭の事情などにも触れる必要がある場合もあります。

> 仕事は会社員でデスクワークですが，最近は多忙で十分休養がとれなかったそうです。特殊な薬品や有機溶媒を扱うことはありません。飲酒は1日に350mLの缶ビールを1缶で，煙草は1日に20本を30年間続けていましたが，3年前からやめておられます。

Tips　あなたがプレゼンテーションするのは疾患ではなく，その疾患をかかえている人間であることを忘れないようにしましょう。

◎身体所見◎

　まず**バイタルサイン**を述べます。続いて主訴に関連する現症を述べていきますが，これは指導医の好みによって，ポイントだけプレゼンテーションすればいい場合と，より正式に全部の所見を述べることを期待されている場合があります。前もってどちらにするか聞いておくほうがよいでしょう。しかしいくらポイントのみで，といわれていたとしても，「胸腹部には異常はありません」では不十分で，pertinent positive と negative を述べることが大切です。「心肺異常なし」ではなく，「胸部の聴診では心音は正常，心雑音，ギャロップは聴取せず呼吸音も正常です」とプレゼンテーションするほうがいいでしょう。的確に pertinent negative の所見を加えてプレゼンテーションできる，ということは，疾患の病態を考えて，鑑別診断も念頭に診察をしているという証になり評価も高まります。このあたりにプレゼンテーションの醍醐味があるといえます。

> 身体診察では身長167cm，体重62kg，体温は38.6℃，血圧は150/94，脈拍は98/分，呼吸数は28/分です。
> 頭部に異常なく，眼瞼結膜に貧血なく，眼球結膜黄疸なし。眼底に異常なし。耳・鼻・口腔に異常なく，頸部リンパ腺は触知しません。甲状腺も触れません。胸部では心音正常，心雑音なし。呼吸音は右中肺野にcoarse cracklesを聴取します。頸静脈の怒張は認めません。
> 腹部は柔らかで，膨隆はなく，圧痛もなし。腸蠕動音は正常に聴取されます。肝臓，脾臓は触知せず，腹部腫瘤もありません。直腸診では異常なし。四肢にチアノーゼはなく，浮腫も認めません。筋骨格系に異常なく神経学的検査でも異常は認めません。

◎検査所見◎

検査所見は"**CUBS**"の順に述べます。

初学者はここで診療録を見ながらだらだらと関係のないデータを述べてしまうことがありますが，主訴に関連するものに限って短くまとめます。ただし，正常であるということが，逆に疾患の病態の理解や鑑別に役立つと思われるときは入れておきます（例：AST，ALTは高値ですが，アンモニアは正常です）。

Basic
CUBSとは
・C：complete blood count
・U：urinalysis
・B：blood chemistries
・S：specials（ECG, CXR, ABCs, CT scan, MRIなど）

> 検査所見では白血球数 16,800，好中球86％，貧血はなく，尿検査異常なし，血糖，電解質も正常です。胸部X線写真で右下肺野にinfiltrationを認めます。痰にグラム陽性球菌を認め，薬剤感受性の検査は結果待ちです。

◎まとめと考察◎

ここまで述べてきた方法で論理的にアセスメントとプラン（A&P）を述べる準備ができたはずなので，最後に簡単に症例をまとめてから，可能性のある疾患，鑑別診断，短期のマネージメント，長期のマネージメントをプレゼンテーションします。プロブレム・リストを述べてから，それぞれの項目に対してA&Pを述べるのも漏れをなくすうえではよいことです。

> 以上，まとめますと，心筋梗塞の既往と喫煙歴のある62歳の男性で，2日前から発熱と咳を認めて入院，肺野にcoarse cracklesを聴取し，検査で白血球数の増加と胸部写真でinfiltrationを認め，痰のグラム染色でグラム陽性球菌がみつかりました。市中肺炎だと考え，ABPCの投与を開始しました。今後細菌の感受性の検査がわかった段階で抗菌薬の見直しをする予定です。

チーム回診で使う短いプレゼンテーション

Be able to
■bullet presentationを用いる状況が説明できる。
■bullet presentationが上手にできるようになる。

　臨床実習で学生が研修医やレジデントと一緒に患者さんを受けもっているときは，チーム回診をします。多くは朝行い，その日に何をするかを決定していくので，**モーニングラウンド**とか**ワークラウンド**といわれます。この時点では，すでにチームのメンバーはその患者さんのことをおおむね知っているので，何をチームのメンバーに伝えたいかを考えて要領よくプレゼンテーションをします。通常は1〜2分，ときには30秒でプレゼンテーションを行うように指示される場合もあるので，練習が必要です。弾丸を撃つようにパッパッパと呈示するのでbullet presentationとよばれます。

　このプレゼンテーションに含まれるものは以下のものです。

- 導入のセンテンス：年齢，性など
- 主訴と期間
- 現病歴：いくつかの短文にまとめて述べる
- 投薬・治療
- 現症
- とくに異常な検査所見のみ述べる
- 症例が複雑なときはサマリー（1，2の短いセンテンスで）

　プレゼンテーションではまず**全身状態**を述べ（良好，ほぼ良好，安定，悪い，危機的），次いで**バイタルサインは安定しているか否か**を述べ，大切な**陽性所見 (pertinent positive)** を述べます。pertinent negativeはbullet presentationでは必要ありません。また，重要なことが抜けていると思えばチームの誰かが質問をするはずなので，全部詰め込まないようにして，とにかく短くプレゼンテーションすることが大切です。

[例]
2日前から発熱と咳を認め，肺炎が疑われて3日前に入院した62歳の男性です。入院後，ABPCの投与を開始しました。今日の朝には解熱しており，バイタルも安定していますが，肺野にcoarse cracklesがはまだ聞かれます。感受性検査の結果はABPCに感受性がありましたので，このまま治療を続けます。今日また胸部X線検査をする予定です。

Advance

モーニング・ラウンド
クリニカル・クラークシップで学んでいる学生が毎朝，患者さんを訪問し，新しい問題が起こっていないかチェックをする。

ワーク・ラウンド
上級医の指示のもと，毎日チームで受けもち患者さんの回診をして日常の診療業務を行う。

アテンディング・ラウンド
指導医が回診してワーク・ラウンドで解決できなかった問題や重要な症例に関して検討する。

Tips
プレゼンテーションの時間が限られているので，チームのメンバーが理解できるか考えたうえで上手に略語を使いましょう。

Try
自分の受けもち患者さんについて短いプレゼンテーション用に300字で原稿を書いてみましょう。

セミナーでのプレゼンテーション

Be able to
■セミナーでのプレゼンテーションの準備ができる。
■セミナーで上手にプレゼンテーションができる。

　診療参加型臨床実習では学生に受け持ち症例や指定された疾患についてPower Pointを使って診療科の先生達の前で発表するという課題を入れている学校はかなりあり，それを実習の評価の一部に加えるという学校もあります。またそのような課題はなくても，口頭発表のエッセンスを知っておくことは重要なことです。

プレゼンテーションの準備

Basic
プレゼンテーションの制約条件としては①時間，②場所，③人数，④ツールの4つがあります。どんなよいプレゼンテーションを準備しても，この制約条件の中に収まらない限り，プレゼンテーションは失敗する危険性が大です。

　プレゼンテーションはContents（内容），Techniques（技術），Tools（道具）の3つの項目から構成されています。最近はコンピュータでプレゼンテーション・ソフトウエアを駆使したプレゼンテーションが増えてきましたが，最も重要なのはContentsであり，TechniquesとToolsは付随的なものです [8]。しかしこれらが上手く使いこなせないと，せっかくよいContentsであってもプレゼンテーションは上手く行かないということがあります。したがってプレゼンテーションの準備にあたっては内容を土台にして，質疑応答のスキルまで事前にきちんと構築してゆくことが重要です [9]。

[8] プレゼンテーションの構成

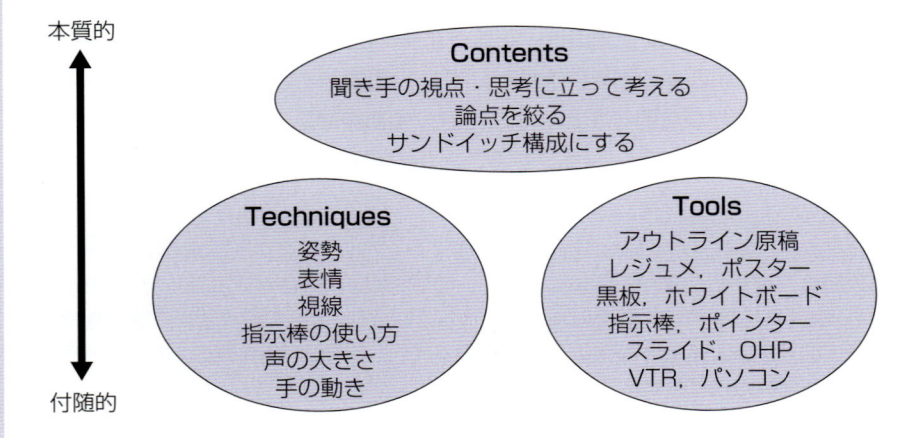

本質的 ↕ 付随的

Contents
聞き手の視点・思考に立って考える
論点を絞る
サンドイッチ構成にする

Techniques
姿勢
表情
視線
指示棒の使い方
声の大きさ
手の動き

Tools
アウトライン原稿
レジュメ，ポスター
黒板，ホワイトボード
指示棒，ポインター
スライド，OHP
VTR，パソコン

[9] 空間構造型の展開パターン

```
        Q&A
       ツール
      伝達スキル
    スライドのデザイン
   話の内容（Contents）
```

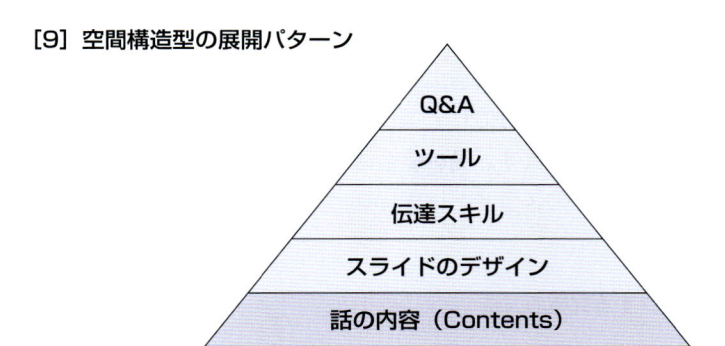

プレゼンテーションの全体像

　文字媒体の場合は，読者は目次や索引などを参考に行きつ戻りつしながら，自分のペースで読み進めることができます。また結論が気になればまず論文の最後を読むといったこともできます。しかしプレゼンテーションではそうはいきません。聞き手の理解のすべては発表者によってコントロールされており，スライドが消えてしまえば，二度と見ることはできません。したがって発表者はまず聞き手に早い時点でプレゼンテーション全体を貫く論理を理解してもらい，プレゼンテーションの全体像を把握しやすくすることが大切です。最初にプレゼンテーション内容の概要を話しておくと，聞き手は流れを追いやすくなります。また最初と最後に「結論」を繰り返す，**サンドイッチ構成**にすると効果的です。

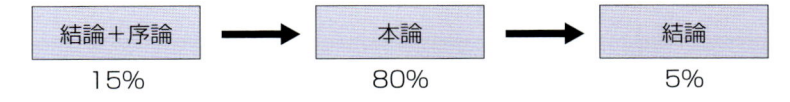

結論＋序論	→	本論	→	結論
15%		80%		5%

　プレゼンテーションの流れをチェックし，全体を吟味するには**コンテ・シート**あるいは**ストーリーボード**［10］を活用するといいでしょう。

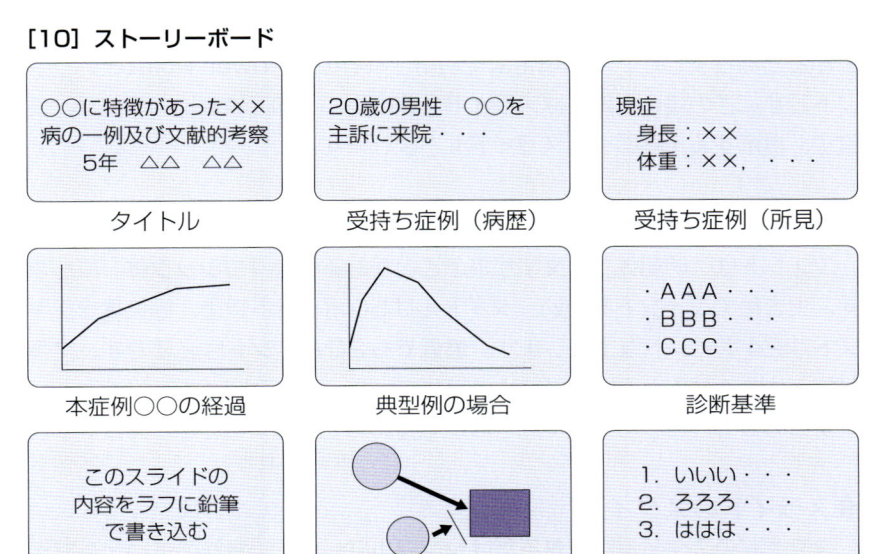

[10] ストーリーボード

○○に特徴があった××病の一例及び文献的考察　5年　△△　△△	20歳の男性　○○を主訴に来院・・・	現症　身長：××　体重：××，・・・
タイトル	受持ち症例（病歴）	受持ち症例（所見）
（グラフ：増加傾向）	（グラフ：山型）	・AAA・・・ ・BBB・・・ ・CCC・・・
本症例○○の経過	典型例の場合	診断基準
このスライドの内容をラフに鉛筆で書き込む	（図：○○病の病態）	1. いいい・・・ 2. ろろろ・・・ 3. ははは・・・
述べたい事を1文で表現する	○○病の病態	結論：本症例の特徴

まずスライドで述べたいことを1文で書き込みます。原則，1つのトピックスを1枚のスライドで表現するようにして，最後にサンドイッチ構成になっているか確認します。このようにしてスライドを吟味してゆくと，しっくりしないスライドがみつかります。その場合は順番をかえてみて，それでも明確にならないときは，そのスライドは思い切って捨て，別のスライドを準備します。

[11] 流れをチェックする究極の方法

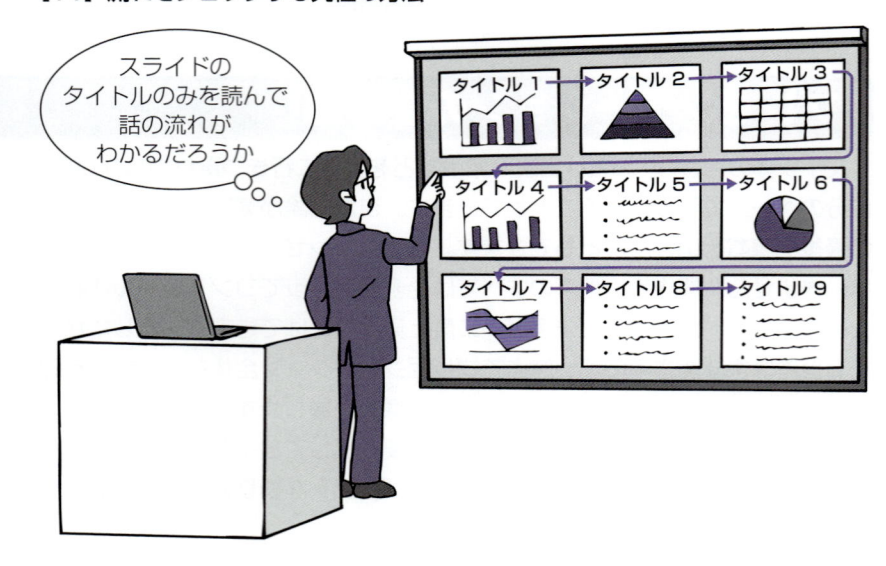

> **Advance**
> プレゼンテーションの流れをチェックする究極の方法はスライドの中身を無視してタイトルだけを読むことです。これで全体の流れを理解できれば，そのプレゼンテーションはすっきりとまとまっているといえます [11]。

わかりやすいスライドの作成法

以前は医学関係の学会やセミナーの発表は35mmスライドとスライド・プロジェクターで行われていましたが，現在はコンピュータで作成したプレゼンテーション・ファイルを液晶プロジェクターを用いて発表する方法がほとんどとなりました。その場合よく利用されるのがPower Pointというソフトです。この場合正確にはスライドを作っているのではないのですが，便宜上，提示する1画面を「スライド」とよびます。

> **Tips**
> 適切なスライドの枚数は発表の内容と聴衆のバックグラウンドによって違ってきますが，枚数が多すぎると聞いている人の印象に残りません。通常の発表では1分あたり1～2枚のスライドが適切です。

◆スライドの文字

フォントは「明朝体」は文字が飛ぶことがあるので「**ゴシック体**」にします。大きめのフォントを使い，タイトルは30ポイント以上，箇条書きテキストは24ポイント以上にします。**最低でも20ポイント**は必要です。文字が読みやすくなるように影づけや太字をつかい，最も伝えたいメッセージは，一番目のつくところに，太く大きな字で強調して表現することが重要です。

◆スライドのスタイル

スライドのスタイルは**できるだけシンプル**にします。意味のないテーマデザインや，装飾，過剰なアニメーション機能の利用，効果音挿入は，聴き手を惑わせるだけです。

- 見た目に一貫性を持たせる。
- 空白を利用する（必要以上に多くのオブジェクトを配置しない）。
- 可能なかぎり図表の高さや横位置をそろえ，整然と配置する。
- 違うものを同列に並べない。

◆背景色

PowerPointでは種々の背景が用意されていますが，あまり凝った背景を使うと，聞き手の注目がスライドの文字でなく背景にいってしまいます。色は昔はスライドのプロジェクターの光量が低かったので，暗い会場でブルーバックのスライドというのが多かったのですが，いまは明るい背景のほうが，目が疲れず聞き手にやさしいスライドになります。

> **Advance**
> 日本人男性の5％は赤や緑がまじった場合，差が感じにくいというように「色覚多様性」があるので，スライドを作成するときには色覚バリアフリーに関する考慮が必要です。どのようにすればよいかは「色使いのガイドライン」(http://www.nig.ac.jp/color/guideline_kanagawa.pdf) を参考にしてください。

プレゼンテーションの仕方

◆姿勢・表情・視線

①**リラックスしたよい姿勢**
　背筋を伸ばす。前に机などがあると前屈みになりがちです。

②**フレンドリーで親しみやすい表情**
　「教えてやっている」という態度は表情に表れます。高圧的で一方的な話し方では考えは正しく伝わりません。「私の話を聴いてもらっているという」気持ちでのぞみ，笑顔を作るくらいの気持ちでちょうどいいでしょう。

③**自然なアイコンタクト**
　特定の人にばかり視線を向けないようにします。視線の動かしかたは向かって左奥にいる人をスタート地点として，アルファベットのZのように視線を動かします [12]。視線を動かすスピードは，1人につき3秒程度が目安で，うなずくなどとくに反応を示す人は長めに見ます。

> **Basic**
> 発表時間が短いからといってぶっつけ本番でプレゼンテーションするという人がいますが，発表時間が短いほど聴衆にきちんとプレゼンテーションの内容をわかってもらうのは難しいもので，リハーサルを行う価値は大きくなります。

> **Try**
> プレゼンテーションの練習はできるだけ実際の発表に近いスタイルで行います。本番と同じ大きさのスクリーンを使い，ポインターも使い，決められた時間内で発表できるように練習しましょう。できれば当日発表する場所で，指導医などに聴衆として参加してもらうとよいでしょう。

[12] 視線の動かしかた

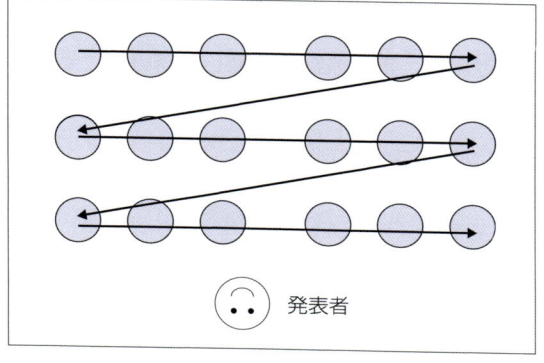

会場が小規模なとき　　　会場が大規模なとき

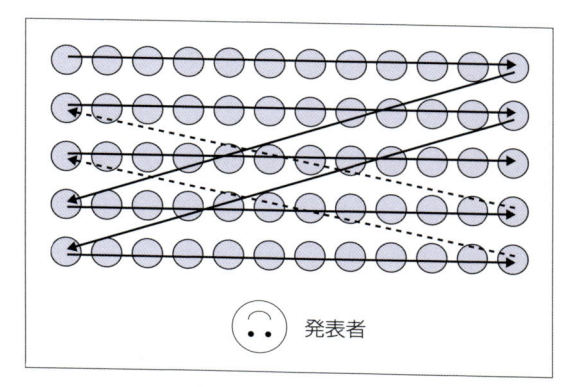

◆身ぶり・手ぶり

①無駄な動きはしない

　聴き手の注意をそらすような，無駄な動きは避けます。歩きながら話すときは，ゆっくりと，一度に2，3歩だけ移動するようにします。「結論」など重要なポイントでは，身振りを添えると効果的です。

②手の位置はあまり下げない

　よい姿勢を保つためにも手の位置はあまり下げないように意識します。指は自然にぴんと伸ばしておきましょう。

③ポインターでぐるぐると丸を書かない

　よくポインターでぐるぐると丸を書く発表者を見かけますが，聴き手はそれに惑わされ内容に集中できなくなるので，1，2度ポイントとなる箇所を丸で囲むか，線を引く程度にします。

◆声・発声

①話のスピード

　郵政事業庁が行った情報量の調査基準ではわかりやすいスピードは1分間に300字で，このスピードでもまだ速いと感じされるときは250字くらいにします。

②声の大きさ

　聴き手全員に届くだけの十分な声量である必要はありますが，不自然に声を張り上げるのは，聴き手には心地よくありません。普段からマイクの使い方に慣れておくことも重要です。

③アクセント・イントネーション

　アクセントやイントネーションには十分注意します。間違ったアクセントやイントネーションは聴き手の注意をそらすので，プレゼンテーションの妨げになります。

④言葉の明瞭さ

　ふだんの話し方と比較して，ひとつひとつの言葉をよりはっきりと発音します。

⑤歯切れのよさ

　話し方が単調にならないように，声に強弱をつけ，強調したいところは強くします。

⑥話の間

　話のまとまりごとに，間をあけます。また原稿を準備して読み上げるときは，ときどき間をあけてスライドを見るようにしないと発表者の話とスライドがずれていることがあります。

まとめ

よいプレゼンテーションの条件を表にまとめておきました [13]。

[13] よいプレゼンテーション10の条件

① 内容を発表者が理解している
② 聴衆のレベルに合っている
③ 結論を先に述べている
④ 論理の流れがスムースである
⑤ 提供される情報が整理されている
⑥ 適切な言葉を選んでいる
⑦ 聴衆を見て話している
⑧ 「間」をおいて話している
⑨ ユーモアがある
⑩ 持ち時間を守っている

◎参考文献
1) 上村和美, 内田充美：プラクティカル・プレゼンテーション, くろしお出版, 2005.
2) 大隅典子：バイオ研究で絶対役立つプレゼンテーションの基本, 羊土社, 2006.
3) ジョリー・ワイズマン：パワー・プレゼンテーション, ダイヤモンド社, 2007.

トレーニング法

　練習する方法に**マイクロ・プレゼンテーション・メソッド**というものがあります。スタンフォード大学で学校の教師の講義をチェックするために開発された方法です。元は30分や1時間という長いプレゼンテーションのなかの5分間分だけを実際にとりだして検討するという方法ですが，これが臨床患者に関するプレゼンテーションのトレーニングに使えます。

　まずビデオカメラを準備して，その前で実際にプレゼンテーションをし，その様子をビデオに撮影します。その際，2〜3人の人（同僚あるいは指導医）にお願いしてプレゼンテーションを聞いてもらいます。終わったら本人は別の場所でビデオを再生して自分のプレゼンテーションをみて，どこを直すべきか考えます。

　一方，残りの人は別の場所に集まって，どこがよかったか悪かったかを話し合います（そのとき必ずよい点もみつけておきます）。その後，全員で集まって，まず本人がビデオをみて気づいた直すべきところについて述べ，次にプレゼンテーションを聞いた人からのアドバイスを受けます。そのようにしてよい点，悪い点をきちんと本人が認識したうえで再度プレゼンテーションをして，どの程度改善されたかをチェックします。このようにすると1人でビデオをみたり，プレゼンテーション後すぐに聞いてもらった人に意見を述べてもらうよりも，はるかに効果的にプレゼンテーションのトレーニングができます。

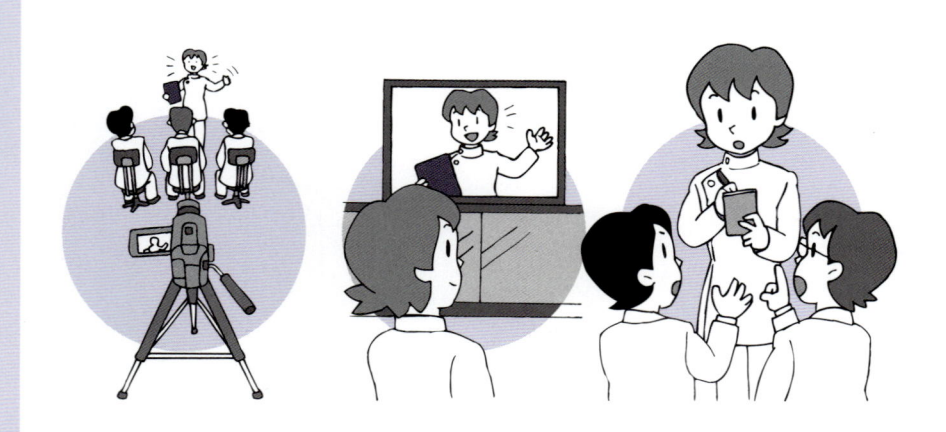

プレゼンテーションべからず集

早口にならないようにする

　最近はテレビタレントのしゃべり方の影響か，早口でまくし立てる若い人が増えています。また，プレゼンテーションに慣れていないとどうしても緊張して早口になりがちです。参考になるのはアナウンサーの話す速度で，テレビやラジオのアナウンサーが話すスピードは，毎分350字くらいです。400字詰の原稿用紙1枚を1分強で読むペースと考えて下さい。実際に原稿を読んでみると少し遅いくらいに感じられますが，でもこれぐらいのスピードのほうが説得力が感じられます。

単調にならないように，メリハリをつけて

　発表することを文章に書いておき，それに頼って読み上げてしまうのが単調になる原因です。手にもつカードはメモにとどめ，聞く人の興味を引くようにダイナミックに話しましょう。またポーズと息継ぎも重要です。そのためには本番の前に1，2回練習しておくことが大事です。

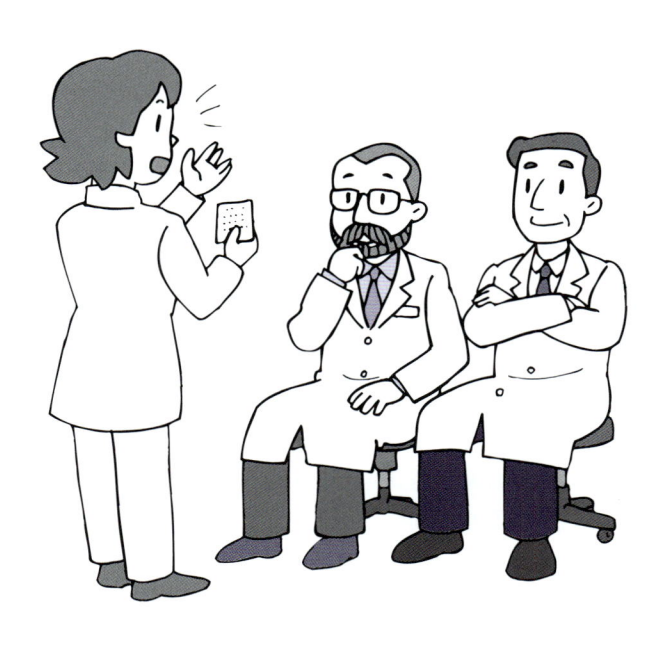

発音は明瞭に

　下を向いて，ぼそぼそとプレゼンテーションをしても皆の興味を引くことはできません。顔を聞き手のほうに向けて，アナウンサーがニュースを読むときのように明瞭に発音しましょう。間違ったアクセントやイントネーションはプレゼンテーションの妨げになります[14]。また，一般に通用していない略語を使うことも，聞き手がよくわからなくなる原因です。無意味な省略はしないようにしましょう。

[14] わかりやすい話し方の条件

- 話のスピード
- 話の間
- アクセント，イントネーション
- 声の大きさ
- 言葉の明瞭さ
- 歯切れのよさ

途中で遮られることを恐れない

　もしプレゼンテーションの途中で質問があって，話が途切れたときは，その箇所を覚えておいて，そのワンセンテンス前から再開すると聞き手はわかりやすく親切です。途中で遮られないように早口でまくし立て，質問しようにもそのきっかけもつかませないようなプレゼンテーションをする人がいますが，これはよくありません。プレゼンテーションの途中でちょっとポーズをいれ，周りも見回して質問したい人がいないかをみるくらいのゆとりが必要です。プレゼンテーションで"うまい"と感じさせるのには，内容や話し方以上に話し手の人間性が大事だといわれています[15]。

[15] プレゼンテーションの人間的側面

- 人柄
- ボディ・ランゲージ
- 態度
- マナー
- 服装
- 表情・視線

無意味に長いプレゼンテーションをしない

　bullet presentationはもとより，formal presentationでも簡潔さがポイントです。聞き手が意識を集中して話を聞けるのは長くて5〜6分で，それ以上になると聞いてくれなくなるといわれています。患者さんの病態に関して自分の意見を蕩々と述べて得意になっていても，賞賛より，集中力がなくなって長いという文句の声が聞こえてくるほうが多いのが常です。

1，2点の問題を詳細に述べたいときは，他の問題点は短くまとめておくようにしましょう。

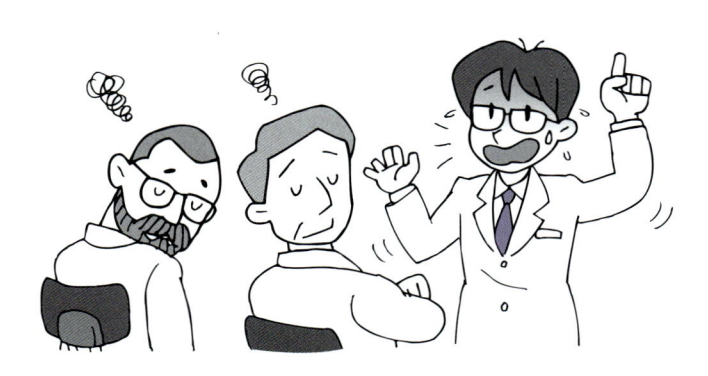

省略できるものまで言わない

プレゼンテーションは診断および鑑別診断に必要な陽性所見と陰性所見に限り，緊急度のない他の事柄は省略するのが原則です。もし何か言い忘れていることがあっても，そのことが重要なら必ず聞き手の誰かが質問をするはずです。

明らかでないことはそのまま述べる

身体所見では，臨床経験の有無にかかわらず所見がはっきりしないこと（equivocal）があります。その場合は正直に「私のとった所見はこれこれですが，○○先生にはないといわれました」というようにプレゼンテーションをします。そうすれば誰かが意見を言うなり，一緒に診察をするなりしてくれます。他の人がとった所見を自分がとった所見のように言ったり，とってもいない所見をプレゼンテーションしてはいけません。

プレゼンテーションの目的を忘れるな

プレゼンテーションは，その患者さんをチームで診療するために情報を共有することが目的です。したがって，立て板に水のようなプレゼンテーションをするよりも，ひと通りプレゼンテーションが終わったところで重要な点に焦点を当てて短く要約し，今後の方針を相談する時点で皆から意見が出ることが重要です。質問されるということは，そのプレゼンテーションの内容がたとえ不備であっても，どこが不備であったか理解された，ということを意味するからです。まったく質問がないということは，完璧なプレゼンテーションであったというよりは，よく理解できなかったため質問もできなかったことのほうが多いのです。

この章のまとめ

　プレゼンテーションとは，医療面接と身体診察，検査結果からわかったことをもとに，患者さんの診療にかかわるチームのメンバーが共有すべき情報を取捨選択して，過不足なく提示する作業です。上手なプレゼンテーションはチームのメンバーとの有効なディスカッションへと繋がるので非常に重要です。そのためには，①必要な項目のみを，②正確な順番で，③状況に応じて，④適切な表現で，⑤限られた時間内で，行うことが大切です。

　プレゼンテーションには大きく分けて"毎日回診で行う短いプレゼンテーション（bullet presentation）"と，症例検討会や，患者さんのことをまったく知らない指導医に報告するための"長いプレゼンテーション（formal case presentation）"があります。いずれも上手にできるようになるためには事前に何回も準備することが必要で，そのための練習法としてマイクロ・プレゼンテーション・メソッドがあります。

◎参考文献
1) 阿部好文：症例呈示と症例検討（木川和彦，編），臨床研修医指導の手引き第1巻，診断と治療社，2004.
2) CL Bardes：Essential skills in clinical medicine. FA Davis, 1996.
3) 山口弘明：プレゼンテーションの進め方．日経文庫，1986.
4) 日本医学教育学会臨床能力小委員会，監，阿部好文・大滝純司，編：臨床実習・臨床研修指導者実践マニュアル，文光堂，2008.
5) 齋藤中哉：臨床医のための症例プレゼンテーションA to Z. 医学書院，2008.

Self Check

正しい記載に○をつけなさい。

　プレゼンテーションの目的は（　a　）を他の医師に提供することである。formal case presentation は（　b　）分くらいで行い，（　c　）や（　d　）で用いる方法であり，bullet presentation は（　e　）分くらいで行い，（　f　）で用いる方法である。

　プレゼンテーションで重要なのは（　g　）のみを，（　h　）で，（　i　）て，（　j　）で，（　k　）で行うことである。練習法として（　l　）が使える。

＜解答＞
a 患者さんの情報　　b 5〜6　　c 症例検討会　　d 回診での新患の紹介
e 1〜2　　f 毎日のチーム回診　　g 必要な項目　　h 正確な順番
i 状況に応じ　　j 適切な表現　　k 限られた時間内
l マイクロ・プレゼンテーション・メソッド

英文カルテで使用される略語

	A	
A & O × 3	alert and oriented to person, place, and time	意識清明かつ人物・場所・時間見当識正常
A & P	active and present	現存して活動性の
A & P	anterior and posterior	前後の
A & P	assessment and plans	評価と立案
A & P	auscultation and percussion	聴診と打診
AT/NC	atraumatic, normocephalic	非外傷性正常頭部の
A & W	alive and well	無病息災
	B	
B & A	brisk and active	元気がよく活動的な
BC	birth control	避妊
BC	blood culture	血液培養
BCP	birth control pills	経口避妊薬
BE	below elbow	肘下
BF	breast-feed	母乳栄養
BID	twice a day (*bis in die*)	1日2回
BM	breast milk	母乳
BP	blood pressure	血圧
BRBPR, BRBR	bright red blood per rectum	直腸由来の鮮血
BS	bowel sounds	腸音
BS	breath sounds	呼吸音
	C	
c	with (*cum*)	〜とともに
CBC	complete blood count	全血球算定
CC	chief complaint	主訴
C/O	complaines of	〜を訴える，愁訴
C/S	cesarean section	帝王切開
C/S	culture and sensitivity	培養と感受性
C/W	consistent with	一致する，両立する
CXR	chest x-ray	胸部X線
	D	
D5	5% dextorose	5%ブドウ糖
DC	discharge	退院
D & C	dilation and curettage	拡張子宮内膜掻爬
DDx	differential diagnosis	鑑別診断
DIFF	differential blood count	鑑別血球計算
DOA	dead on arrival	来院時死亡
DOE	dyspnea on exertion	運動時呼吸困難

DTR	deep tendon reflexes	深部腱反射
DUB	dysfunctional uterine bleeding	不正子宮出血
Dx	diagnosis	診断

E

ECG, EKG	electrocardiogram	心電図
EENT	eyes, ears, nose, and throat	眼，耳，鼻，咽喉
EOM	extraocular muscle	外眼筋
EtOH	alcohol (ethanol)	アルコール（エタノール）
ETP	elective termination of pregnancy	選択的妊娠中絶
EUA	examination under anesthesia	麻酔科診察
EUP	extrauterine pregnancy	子宮外妊娠

F

FBS, FPG	fasting blood sugar, fasting plasma glucose	空腹時血糖
FFP	fresh frozen plasma	新鮮凍結血漿
FH	family history	家族歴
FROM	full range of motion	最大可動域
F/U	follow-up	継続管理

G・H

GI	gastrointestinal	胃腸の
Grav.	gravid (pregnancy)	妊娠
H & P	history and physical	病歴と身体
HPI	history of present illness	現病歴
Hx	history	病歴

I

ICM	intercostal margin	肋間縁
ICS	intercostal space	肋間腔
ID	identification data	個人識別情報
I & D	incision and drainage	切開排膿
IM	intramuscular	筋肉内
IMB	intermenstrual bleeding	月経期外出血
I & O	intake and output	入力と出力
IV	intravenous	静脈内の

J・K・L・M

JVD	jugular venous distention	頸静脈怒張
KUB	kidney, ureter, and bladder	腎，尿管，膀胱
LFT	liver function test	肝機能検査
LLQ	left lower quadrant (abdomen)	左下（腹）部
LMP	last menstrual period	最終月経
LUQ	left upper quadrant (abdomen)	左上（腹）部
M/R/G	murmurs/rubs/gallos	心雑音／摩擦音／奔馬調律
MSL	midsternal line	胸骨中央線

N

NABS	normoactive bowel sound	正常な活動の腸音
NAD	no acute distress	急性の痛みなし

NC/AT	normocephalic atraumatic (cranium)		正常の大きさで，無外傷性の（頭蓋）
NCB	natural childbirth		自然分娩
ND	nondistended		膨満なし
NEM	no evidence of malignancy		悪性所見なし
NFTD	normal full-term delivery		正常満期分娩
NID	not in distress		痛みなし
NKA	no know allergies		既知アレルギーなし
NKDA	no know drug allergies		薬物アレルギーなし
NMP	normal menstrual period		正常月経周期
NOK	next of kin		最近親者
NPO	nothing by mouth (*nil per os*)		絶食
NRF	normal renal function		腎機能正常
NS	normal saline		生理的食塩水
NSAD	no signs of acute disease		急性疾患の徴候なし
NSVD	normal spontaneous vaginal delivery		正常自然経腟分娩
N & V	nausea and vomiting		吐気と嘔吐
N/V/D/C	nausea, vomiting, diarrhea, and constipation		吐気，嘔吐，下痢，便秘

O

OD	once daily (every day)	1日1回
OD	right eye (*oculus dexter*)	右眼
OOB	out of bed	ベッドから出てよい，歩行可
OOL	onset of labor	分娩開始
OOP	out of pelvis	骨盤外の
O/P	oropharynx	口腔咽頭の
OS	left eye (*oculus sinister*)	左眼
OU	both eyes (*oculi unitas*)	両眼

P

P & A	percussion and auscultation	打診と聴診
PAGA	premature appropriate for gestational age	未熟児
PE	physical examination	理学的検査
PE	pulmonary edema	肺水腫
PEARL	pupils equal accommodation, reactive to light	瞳孔同大，調節反応，対光反応正常
PERRLA	pupils equal, round, and reactive to light and accommodation	瞳孔同大，正円かつ対光反応，調節反応正常
PH	past history	既往歴
PLR	pupillary light reflex	瞳孔対光反射
PMH	past medical history	既往歴
PMN	polymorphonuclear leukocyte	多形核白血球
PND	pregnancy not delivered	妊娠・非出産
PO	by mouth (*per os*)	経口的に
POL	premature onset of labor	早期出産開始
PP & A	palpation, percussion, and auscultation	触診，打診，聴診
PRN	as often as needed (*pro re nata*)	必要に応じて，臨機応変に
Pt	patient	患者

PTA	prior to admission	入院前に

Q

q	every (*quaque*)	毎〜，おのおの
q4th	every 4 hours	4時間ごと
qd	daily (*quaque die*)	毎日，1日1回
qhs	at bedtime (*quaque hora somni*)	毎就眠時に
qid	four times a day (*quater in die*)	1日4回

R

RLQ	right lower quadrant (abdomen)	右下（腹）部
R/O	rule out	除外，鑑別
ROM	range of motion	関節可動域
ROS	review of systems	システム・レビュー
RTC	return to clinic	再入院，再診
RUQ	right upper quadrant (abdomen)	右上（腹）部
Rx	prescription, treatment	処方，治療・処置

S・T

s	without (*sine*)	〜なしの
SH	social history	社会歴
T	temperature	体温
T & A	tonsillectomy and adenoidectomy	扁桃およびアデノイド摘出術
TFTs	thyroid function tests	甲状腺機能検査
TID	three times a day (*ter in die*)	1日3回
TOP	termination of pregnancy	妊娠中絶
Tx	treatment	治療，処置

U

UA	urinalysis	尿検査
UCX	urine culture	尿培養
UGI	upper gastrointestinal (series)	上部消化管造影
USOGH	usual state of good health	通常の健康良好状態
USOH	usual state of health	通常の健康状態
UTD	up-to-date	最新の

V・W

V & D	vomiting and diarrhea	嘔吐と下痢
VSS	vital sings stable	生命徴候安定
WD	well-developed	よく発達した
WN	well-nourished	栄養状態の良好な
WNL	within normal limits	正常範囲

X・Y・Z

X3	orientation as to time, place, and person	時間，場所，人に関する見当識
YO	year old	〜歳
ZSB	zero stool since birth	出生後便通なし

索引

あ
アテンディング・ラウンド 131
（患者情報の）暗号化 40

い
医師の義務 43
医師の届出義務 44
医師法 42
　——第17条 42
　——第19条 43
　——第20条 43
　——第23条 44
　——第24条 36, **42**
一時的プロブレム・リスト 104
違法性の阻却 42
医療保険 25
インフォームド・コンセント 16, **20**, 28, 50, 106

う・お
ウイークリー・サマリー 38
（臨床研究における）後ろ向き研究 21
応召義務 43

か
科学的思考のプロセス **16**, 17
家系図 74
仮説演繹法 106
家族歴 **74**, 129
活動性問題 98
監査 **28**, 95
患者さんの解釈モデル 69
患者さんの基本情報 24
患者情報の暗号化 40
患者情報の匿名化 **40**, 61
患者の権利 31
　——に関するリスボン宣言 20

き
既往歴 70
（電子カルテの）記載と保存の義務 37
（プロブレム・リストの）記入日付 102
教育計画 106
局所所見 80

く・け
クリニカルパス 107
系統的病歴 78
刑法 42
　——第35条 42
　——第134条 44
検査 27
　——所見 130
現病歴 **66**, 127

こ
公費負担 25
国際疾病分類 119
国民健康保険 25
個人情報 **54**, 55, 57
　——取扱事業者 **56**, 58
　——保護法 **54**, 58
　——保護法と診療録記載 60
　——保護法とプレゼンテーション 60
コンテ・シート 133

さ・し
サマリー **28**, 38
自覚症状 64
システムレビュー **78**, 128
　——のためのチェックリスト 78
社会保険 25
社会歴 **76**, 129
愁訴 64
主訴 **64**, 127

守秘義務	**21**, 44, 54
主病名	26
証拠保全	44
傷病名	**26**, 118
情報倫理上の規約	39
症例検討会	126
初期計画	106
処方せん交付の義務	43
知る権利	20
診察	27
真正性の保障	35
身体所見	64, **80**, 129
身体診察	80
診断計画	106
診断書等の交付義務	43
診断推論	106
診療義務	43
診療情報管理士	14
診療報酬請求書	**21**, 45, 49, 117
診療録	12
——開示請求	46
——管理室	14
——記載の義務	**12**, 42
——と法律	42
——の開示	31, 44, **46**
——の質を保証するルール	15
——の表紙	**12**, 24
——の保管場所	13
——の保存期間	31
——保存の義務	**12**, 42

す・せ

ストーリーボード	133
スライドの作成法	134
セミナーでのプレゼンテーション	132
全身所見	80

た・ち

退院時要約	112
他覚症状	64
チーム医療	**19**, 32, 39
チーム回診	131
治療計画	106

て・と

デイリー・サマリー	38
転帰	**26**, 118
電子カルテ	19, **34**
——の記載と保存の義務	37
——の三原則	35
（患者情報の）匿名化	**40**, 61

は・ひ・ふ

（プロブレム・リストの）発生月日	102
ピア・レビュー	17
非活動性問題	98
病名	116
——の記載	117
——の変更	118
プライバシー情報	57
プライマリ・ケア国際分類	119
プレゼンテーション	124
——の仕方	135
——のトレーニング法	138
——べからず集	138
プロブレム・リスト	28, **98**, 99, 101
——の記入日付	102
——の発生月日	102

ま・む・も

（臨床研究における）前向き研究	21
マスタープロブレム・リスト	104
無診察治療の禁止	43
モーニング・ラウンド	131
問診	27
（POMRにおける）問題解決の過程	95

り・れ・わ

療養方法の指導義務	44
臨床疫学的診断思考法	106
臨床研究における後ろ向き研究	21
臨床研究における前向き研究	21
臨床研究に関する倫理指針	61
臨床推論のプロセス	95
レセプト	**21**, 45, 49
——の開示	49
ワーク・ラウンド	131

A・B・C

- audit ··· **28**, 95, 101
- bullet presentation ······················ **125**, 131
- chief complaints ································ 64
- clinical reasoning ····························· 106
- CUBS（complete blood count, urinalysis, blood chemistries, specials）········ 130

D・E

- date entered ···································· 102
- date occured ···································· 102
- discharge summary ························· 112
- Dx（diagnostic plan）······················· 106
- EBM(evidence-based medicine)········ 22
- Ex（educational plan）····················· 106

F・G・H

- family history ····································· 74
- formal case presentation ········· **125**, 126
- general status ···································· 80
- history of present illness ··················· 66

I・L・M・O

- ICD（international classification of disease）····· 119
- ──10対応電子カルテ用標準病名マスター······ 120
- ICPC (International Classification of Primary Care) ·· 120
- initial plan ·· 106
- LQQTSFA（Location, Quality, Quantity, Timing, Setting, Factors, Associated manifestations）·· 128
- master problem list ························· 104
- OECDの8原則 ····································· 54

P・R

- past history ·· 70
- pertinent negative ············· **27**, 129, 131
- pertinent positive ······················ 129, 131
- physical examination ························· 80
- physical findings ································ 80
- POMR (problem-oriented medical records)···· **94**, 117
- ──における問題解決の過程 ··············· 95
- POS（problem-oriented system）······ 94
- problem list ····················· 28, **98**, 99, 101
- problem solving process ··················· 95
- prospective study ······························ 21
- provisional problem list ··················· 104
- retrospective study ··························· 21
- Rx（therapeutic plan）····················· 106

S・W

- signs ··· 64
- SOAP (subjective, objective, assessment, plan) ·· 108
- SOAPノート ······························· 105, **108**
- social history ······································ 76
- specific status ···································· 80
- symptoms ·· 64
- system review ···································· 78
- Weed式POMRシステムの3段階 ········ 95

新 基礎臨床技能シリーズ
診療録の記載とプレゼンテーションのコツ

2009年3月10日　第1版第1刷発行
2021年5月1日　　　　第5刷発行

■編集　酒巻哲夫　さかまきてつお
　　　　阿部好文　あべよしふみ

■発行者　三澤　岳

■発行所　株式会社メジカルビュー社
　　　　　〒162-0845 東京都新宿区市谷本村町2-30
　　　　　電話　03(5228)2050(代表)
　　　　　ホームページ　https://www.medicalview.co.jp

　　　　　営業部　FAX 03(5228)2059
　　　　　　　　　E-mail eigyo@medicalview.co.jp

　　　　　編集部　FAX 03(5228)2062
　　　　　　　　　E-mail ed@medicalview.co.jp

■印刷所　シナノ印刷株式会社

ISBN978-4-7583-0077-3　C3347

©MEDICAL VIEW, 2009. Printed in Japan

・本書に掲載された著作物の複写・複製・転載・翻訳・データベースへの取り込みおよび送信（送信可能化権を含む）・上映・譲渡に関する許諾権は，(株)メジカルビュー社が保有しています．

・JCOPY〈出版者著作権管理機構 委託出版物〉
本書の無断複製は著作権法上での例外を除き禁じられています．複製される場合は，そのつど事前に，出版者著作権管理機構（電話 03-5244-5088, FAX 03-5244-5089, e-mail：info@jcopy.or.jp）の許諾を得てください．

・本書をコピー，スキャン，デジタルデータ化するなどの複製を無許諾で行う行為は，著作権法上での限られた例外（「私的使用のための複製」など）を除き禁じられています．大学，病院，企業などにおいて，研究活動，診察を含み業務上使用する目的で上記の行為を行うことは私的使用には該当せず違法です．また私的使用のためであっても，代行業者等の第三者に依頼して上記の行為を行うことは違法となります．